临床营养技术

（供医学营养、临床医学、食品卫生与营养学、
食品营养与健康等专业用）

主　编　熊万军

主　审　杨柳清

副主编　柳慧林　莫云娟

编　者　（以姓氏笔画为序）

　　　　成桂兰（重庆市万州区妇幼保健院）

　　　　沈　林（重庆三峡医药高等专科学校附属人民医院）

　　　　罗　筑（重庆医科大学附属永川医院）

　　　　岳惠媛（重庆大学附属沙坪坝医院）

　　　　郎春辉（重庆大学附属三峡医院）

　　　　柳慧林（重庆大学附属三峡医院）

　　　　莫云娟（重庆幼儿师范高等专科学校）

　　　　梁彩虹（重庆市开州区人民医院）

　　　　谢　娅（重庆市永川区妇幼保健院）

　　　　熊万军（重庆三峡医药高等专科学校）

U0206448

内 容 提 要

　　本教材系根据高等职业教育人才培养要求和本课程教学大纲及教学要求编写而成。全书内容包括2个项目15个任务：项目一营养状况评估技术包括住院患者营养风险筛查、24小时回顾法膳食调查、人体测量、微型营养评定、编制一日带量食谱；项目二临床营养治疗技术包括填写营养医嘱单、配制肠内营养制剂，以及开展高血压、高脂血症、糖尿病、痛风、慢性肾脏病、慢性阻塞性肺疾病、胰腺炎、手术患者的营养治疗。内容易懂好学、实用性强。

　　本教材可供全国高等职业院校医学营养、临床医学、食品卫生与营养学、食品营养与健康等专业师生作为教材使用，也可作为相关从业人员的参考用书。

图书在版编目（CIP）数据

临床营养技术 / 熊万军主编 . —北京：中国医药科技出版社，2023.12
ISBN 978-7-5214-4377-6

Ⅰ.①临⋯　Ⅱ.①熊⋯　Ⅲ.①临床营养－研究　Ⅳ.①R459.3

中国国家版本馆CIP数据核字（2023）第230568号

美术编辑　陈君杞
版式设计　友全图文

出版　**中国健康传媒集团** | 中国医药科技出版社
地址　北京市海淀区文慧园北路甲22号
邮编　100082
电话　发行：010-62227427　邮购：010-62236938
网址　www.cmstp.com
规格　787 × 1092mm $\frac{1}{16}$
印张　7
字数　139千字
版次　2023年12月第1版
印次　2023年12月第1次印刷
印刷　北京印刷集团有限责任公司
经销　全国各地新华书店
书号　ISBN 978-7-5214-4377-6
定价　45.00元

获取新书信息、投稿、为图书纠错，请扫码联系我们。

临床营养是疾病综合治疗中的重要一线治疗手段，临床营养的不断发展与进步是保障患者健康的基石，有效的营养治疗不仅可以提高机体的抗病能力，减少并发症，促进疾病的康复，还有利于节省医疗资源。近些年来，随着健康中国建设的全面推进和临床营养学科的迅速发展，系统和规范的临床营养操作技能成为实现营养治疗目标的重要保证。

本教材为活页式教材，采用工学结合的教学模式，以培养职业能力为核心，全书共分2个学习项目，15个学习任务。项目一为营养状况评估技术，主要包括住院患者营养风险筛查、24小时回顾法膳食调查、人体测量、微型营养评定、编制一日带量食谱等5个学习任务；项目二为临床营养治疗技术，主要包括填写营养医嘱单，配制肠内营养制剂，开展高血压、高脂血症、糖尿病、痛风、慢性肾脏病、慢性阻塞性肺疾病、胰腺炎、手术患者的营养治疗等10个学习任务。每个学习任务均设置学习目标、关键概念、基本知识、技能训练、课后作业、目标检测等学习内容，方便学生加深对知识点的认识，巩固学习内容。

本书编者均来自营养学领域经验丰富的中青年专家，主审是来自重庆三峡医药高等专科学校的杨柳清教授，在编写过程中，得到了中国医药教育协会营养医学专业委员会以及各位编者所在单位的大力支持，还得到了重庆大学附属三峡医院黄凯、袁菲菲、刁茂平、陈思等老师的宝贵意见，在此一并表示诚挚谢意。

本教材可供全国高等职业院校医学营养、临床医学、食品卫生与营养学、食品营养与健康等专业师生作为教材使用，也可作为注册营养师、临床营养技师、临床营养医师、公共营养师等营养相关工作人员培训学习的参考用书。

由于学科不断发展，书中难免存在疏漏，敬请各位读者批评指正，以便修订时完善。

编　者
2023年10月

CONTENTS **目 录**

项目一 营养状况评估技术 ·· 1

　　任务一　住院患者营养风险筛查 ······························· 1

　　任务二　24小时回顾法膳食调查 ····························· 8

　　任务三　人体测量 ·· 15

　　任务四　微型营养评定 ·· 22

　　任务五　编制一日带量食谱 ···································· 28

项目二 临床营养治疗技术 ·· 34

　　任务一　填写营养医嘱单 ·· 34

　　任务二　配制肠内营养制剂 ···································· 42

　　任务三　开展高血压患者的营养治疗 ···················· 47

　　任务四　开展高脂血症患者的营养治疗 ················· 54

　　任务五　开展糖尿病患者的营养治疗 ···················· 61

　　任务六　开展痛风患者的营养治疗 ························ 72

　　任务七　开展慢性肾脏病患者的营养治疗 ············· 79

　　任务八　开展慢性阻塞性肺疾病患者的营养治疗 ····· 85

　　任务九　开展胰腺炎患者的营养治疗 ···················· 91

　　任务十　开展手术患者的营养治疗 ························ 98

参考答案 ··· 104

参考文献 ··· 105

项目一　营养状况评估技术

任务一　住院患者营养风险筛查

///// 学习目标 /////

1.能准确描述营养风险、营养不良、营养低下/营养不足、营养缺乏、营养过剩、营养不良性水肿、蛋白质–能量营养不良（PEM）、标准体重、体质指数（体重指数或BMI）等关键概念。

2.能熟悉营养风险筛查的工作程序。

3.能使用营养风险筛查量表开展营养风险筛查。

一、关键概念

1.营养风险

营养风险指现有的或潜在的与营养有关的导致患者出现不良临床结局（如感染相关并发症发生率增高、住院时间延长、住院费用增加等）的风险。

2.营养不良

营养不良是一种不正常的营养状态。由于能量、蛋白质及其他营养素不足或过剩，从而造成组织、形体和功能改变或有相应的临床表现。

3.营养低下/营养不足

营养低下/营养不足主要是能量或蛋白质摄入不足或吸收不良的一种不正常营养状态，常伴有一种或多种微量营养素缺乏。

4.营养缺乏

营养缺乏指机体从食物中获得的能量、营养素不能满足身体需要，从而影响生长发育或正常生理功能的现象。

5.营养过剩

营养过剩是长期过量摄入产能营养素引起的一种不健康状态。早期表现为超重，进一步发展为肥胖病。

6.营养不良性水肿

营养不良性水肿是营养不足（多为蛋白质缺乏）所引起的一种全身性水肿。分为原发和继发两类。原发者多见于食物的长期缺乏，继发者多见于因病导致营养素摄入不足、消化吸收障碍以及排泄或丢失过多等。

7.蛋白质-能量营养不良（PEM）

蛋白质-能量营养不良（PEM）是一种因蛋白质和能量长期摄入不足所致的营养缺乏病。根据临床特征可分为干瘦型、浮肿型和混合型。

8.标准体重

标准体重指不同年龄、性别和不同身高条件下符合健康概念的体重值。

常用计算公式：标准体重（kg）=身高（cm）-105。

9.体质指数（体重指数或BMI）

体质指数（体重指数或BMI）是一种计算身高别体重的指数。

常用计算公式：$BMI=体重（kg）/[身高（m）]^2$。

二、基本知识

1.营养风险筛查的来源

营养风险筛查2002（NRS 2002）是欧洲肠外肠内营养学会（ESPEN）于2002年在循证医学的基础上制定的针对住院患者营养风险评估的一种方法，用于发现患者是否存在营养问题，以及是否需要进一步进行全面营养评估。

2.营养风险筛查的用途

用于对住院患者存在营养风险情况进行筛查，以便为临床营养干预提供线索。

3.营养风险筛查的筛查对象

年龄18~90岁、住院过夜、入院次日8时前未进行急诊手术、神志清楚、愿意接受筛查的成年住院患者。

4.营养风险筛查的筛查时间

入院后2小时内进行临床营养风险筛查。首次筛查不存在营养风险的患者，若住院时间超过1周，可在入院1周后再次进行营养风险筛查。

5.营养风险筛查的筛查告知

在筛查前要向筛查对象简要介绍筛查目的和内容，获得其知情同意。

三、技能训练

（一）操作过程

1.首次营养筛查 筛查项目见表1-1。

表1–1 首次营养筛查项目表（样表）

序号	筛查项目	是	否
1	BMI<20.5？		
2	患者在过去3个月内有体重下降吗？		
3	患者在过去1周内有摄食减少吗？		
4	患者有严重疾病（如ICU治疗）吗？		

2.第二次营养筛查 筛查项目见表1–2。

表1–2 第二次营养筛查项目表（样表）

营养状态受损评分	
没有（0分）	正常营养状态
轻度（1分）	3个月内体重丢失>5%或食物摄入比正常需要量低25%~50%
中度（2分）	一般情况差或2个月内体重丢失>5%或者食物摄入比正常需要量低50%~75%
重度（3分）	BMI<18.5且一般情况差或1个月内体重丢失>5%（或3个月体重下降15%）或者前一周食物摄入比正常需要量低75%~100%
分值：	
疾病的严重程度评分（营养需要量增加）	
没有（0分）	正常营养需要量
轻度（1分）	需要量轻度提高：髋关节骨折、慢性疾病有急性并发症者、肝硬化、COPD、血液透析、糖尿病、一般肿瘤患者
中度（2分）	需要量中度增加：腹部大手术、脑卒中、重度肺炎、血液恶性肿瘤
重度（3分）	需要量明显增加：颅脑损伤、骨髓移植、APACHE-Ⅱ评分>10分的ICU患者
分值：	
年龄评分	
0分	年龄：18~69岁
1分	年龄：70岁及以上
总分：	
NRS 2002总评分计算方法为三项评分相加，即疾病严重程度评分+营养状态受损评分+年龄评分	
结论： 总分值≥3分：患者有营养不良或有营养不良风险，应考虑给予营养支持（制订营养治疗计划）； 总分值<3分：每周复查营养风险筛查	

续表

疾病严重程度评分中对于疾病严重程度的定义：

1分：慢性疾病患者因出现并发症而住院治疗；患者虚弱但不需卧床；蛋白质需要量略有增加，但可以通过口服和补充来弥补

2分：患者需要卧床，如腹部大手术后，蛋白质需要量相应增加，但大多数人仍可以通过人工营养得到恢复

3分：患者在加强病房中靠机械通气支持；蛋白质需要量增加而且不能被人工营养支持所弥补，但是通过人工营养可以使蛋白质分解和氮丢失明显减少

对于下列所有NRS评分≥3分的患者应设定营养支持计划。包括：

严重营养状态受损（≥3分）；

严重疾病（≥3分）；

中度营养状态受损+轻度疾病（2+1分）；

轻度营养状态受损+中度疾病（1+2分）

（二）注意事项

（1）开展营养风险筛查前应获得筛查对象（或其家属）知情同意。

（2）若信息资料（如过去某一段时期的体重变化情况、摄食变化情况）不全或缺失，则需要营养师进行现场询问或测量，以获得准确信息。

//// 课后作业 ////

患者，男性，75岁，身高175cm，体重60kg。以"右下腹疼痛3小时"为主诉入院，既往有过类似发作史。患者疼痛难忍，不能称重、量高，患者自诉近期体重无明显变化。近2周患者进食量明显减少，不足正常食量的一半。查体：未见患者消瘦、衰弱。血生化检查：营养相关指标未见明显异常。

诊断：慢性阑尾炎急性发作。

请根据上述病例，对该患者进行营养风险筛查，完成表1-3。

表1-3 临床营养风险筛查记录表（样表）

1 患者基本信息

患者知情同意参加：是□；否□

患者编号：

经伦理委员会批准。批准号：

单位名称：　　科室名称：　　病历号：

适用对象：18~90岁，住院1天以上，次日8时前未行手术，神志清者。是□；否□

不适用对象：18岁以下，90岁以上，住院不过夜，次日8时前行手术，神志不清者。是□；否□

入院日期：

病房：　　病床：　　姓名：　　性别：　　年龄：　　联系电话：

2　临床营养风险筛查

主要诊断：

2.1　疾病评分

若患有以下疾病请在□内打"√"，并参照标准进行评分。

注：未列入下述疾病者必须"挂靠"，如"急性胆囊炎""老年痴呆"等可挂靠于"慢性疾病急性发作或有并发症者"，计1分（复核者有权决定挂靠的位置）。

髋骨折、慢性疾病急性发作或有并发症、慢性阻塞性肺病、血液透析、肝硬化、一般恶性肿瘤（1分）□；

腹部大手术、脑卒中、重度肺炎、血液恶性肿瘤（2分）□；

颅脑损伤、骨髓移植、APACHE–Ⅱ评分>10分ICU患者（3分）□；

疾病评分：0分□，1分□，2分□，3分□。

2.2　营养状况受损评分

2.2.1　人体测量

身高（经过校正的标尺，校正至0.1cm）　　cm（免鞋）；

体重（经过校正的体重计，校正至0.1kg）　　kg（空腹、病房衣服、免鞋）；

体质指数（体重指数，BMI）　　kg/m^2（若BMI<18.5且一般状况差，3分；若BMI≥18.5，0分）；

小计：　分。

2.2.2　体重状况

近期（1~3个月）体重是否下降？是□，否□；若体重下降，记录数字（　　kg）；

体重下降>5%是在：3个月内（1分）□，2个月内（2分）□，1个月内（3分）□；

小计：　分。

2.2.3　进食状况

一周内进食量是否减少？是□，否□；

如果减少，较从前减少：25%~50%（1分）□，51%~75%（2分）□，76%~100%（3分）□；

小计：　分。

营养状况受损评分：0分□，1分□，2分□，3分□；

注：取上述三个评分中的最高值。

2.3　年龄评分

若年龄≥70岁为1分，否则为0分；

年龄评分：0分□，1分□。

营养风险总评分

临床营养风险筛查总分=　　　　分；

注：临床营养风险筛查总分=疾病评分+营养状况受损评分+年龄评分。

3　调查者及复核者签名

调查者签名：

复核者签名：

4　筛查日期

筛查日期：　年　月　日

//// **目标检测** ////

1. 采用 NRS 2002 进行营养筛查，存在营养风险的评分标准是（　　）。

    A. >2分　　　B. ≥2分　　　C. >3分　　　D. ≥3分　　　E. ≥4分

2. NRS 2002 的适用对象为（　　）。

    A. 年龄18~90岁住院患者

    B. 入院次日8小时前未行急诊手术、神志清楚者

    C. 愿意接受筛查的成年住院患者

    D. 应同时满足以上3个条件

    E. 任意患者

3. 营养风险筛查适用人群年龄是（　　）。

    A. 12~80岁　　　　　　B. 18~90岁　　　　　　C. 20~70岁

    D. 15~80岁　　　　　　E. 60~90岁

4.《中华人民共和国卫生行业标准》规定，住院患者应在入院（　　）内完成营养风险筛查表（NRS 2002）。

    A. 2小时　　B. 6小时　　　C. 12小时　　　D. 24小时　　　E. 48小时

5. NRS 2002 营养风险筛查表的内容包括（　　）。

    A. 疾病严重程度评分　　　B. 营养状态受损评分　　　C. 年龄评分

    D. A+B　　　　　　　　E. A+B+C

6. 判断手术患者营养相关风险是营养规范化诊疗重要措施，第一步是（　　）。

    A. 检查血生化　　　　　　B. 筛查患者是否存在营养风险

    C. 询问患者病史　　　　　D. 测量患者体重

    E. B超检查

7. 我国超重的BMI诊断标准为（　　）。

    A. >23.9　　B. >25.9　　　C. >27.9　　　D. >29.9　　　E. >24.9

8. 经过营养风险评估，下列患者中不具有营养不良风险的是（　　）。

    A. NRS评分≥3分　　　　　　B. 胸水、腹水、水肿且血清白蛋白<35g/L

    C. BMI<18.5kg/m^2　　　　　D. NRS评分<3分

    E. 髋骨骨折患者

9. 3个月内体重丢失>5%，则NRS 2002量表营养状况评分为（　　）。

    A. 0分　　B. 1分　　　C. 2分　　　D. 3分　　　E. 4分

10. 颅脑损伤患者，其NRS 2002中疾病严重程度评分为（　　）。

    A. 0分　　B. 1分　　　C. 2分　　　D. 3分　　　E. 4分

11. 患者需要进行急诊腹部大手术，其NRS 2002中疾病严重程度评分为（　　）。

    A. 0分　　B. 1分　　　C. 2分　　　D. 3分　　　E. 4分

12.脑卒中患者，其NRS 2002中疾病严重程度评分为（　　　）。

  A. 0分 B. 1分 C. 2分 D. 3分 E. 4分

13.患者食物摄入比正常需要量减少了60%，其疾病营养需要量程度评分为（　　　）。

  A. 0分 B. 1分 C. 2分 D. 3分 E. 4分

14.患者2个月内体重丢失超过5%，其疾病营养需要量程度评分为（　　　）。

  A. 0分 B. 1分 C. 2分 D. 3分 E. 4分

15.患者，男性，37岁。克罗恩病2年余，右下腹皮肤溃破流脓1周。发病以来，患者仅进食少量米汤（约500毫升/天）和藕粉（2包/天），进食后有间断腹痛。10年前行肛周脓肿切开引流术，8年前因"肠外瘘"行"窦道切除术"。2周前体重为50.0kg。体格检查：身高170.0cm，体重46.5kg，小腿围29.0cm。神志清，消瘦，能自行外出，腹平软，腹部皮肤溃破处可见较多脓性液体渗出，浸透纱布。实验室检查示：血清白蛋白28.0g/L，C反应蛋白32.4mg/L。根据营养风险筛查（NRS 2002），该患者筛查结果应为（　　　）。

  A. 1分 B. 2分 C. 3分 D. 4分 E. 5分

任务二 24小时回顾法膳食调查

//// **学习目标** ////

1.能准确描述膳食调查、24小时回顾法、原料名称、可食部、零食、餐次比、食物成分表等关键概念。

2.能熟悉24小时回顾法膳食调查的工作程序。

3.能开展24小时回顾法膳食调查。

一、关键概念

1.膳食调查

膳食调查是对个人、家庭或人群一定时间内各种食物摄入量及营养素摄入状况的调查，据此评价被调查对象能量和营养素需求获得满足的程度。

2.24小时回顾法

24小时回顾法是通过询问调查对象过去24小时实际的膳食摄入状况，对其食物摄入量进行计算的一种方法。24小时回顾法中的24小时通常是指从调查时间点开始向前推24小时。

3.原料名称

原料名称指食物中各种原料的名称。

4.可食部

可食部指去掉食物中不可食用部分后剩余的可食用部分。

5.零食

零食指非正餐时间食用的各种少量的食物和含能量型饮料（不包括水）。

6.餐次比

餐次比指每餐摄入的主食食物重量或能量占全天摄入主食总重量或总能量的百分比。

7.食物成分表

食物成分表指描述食物成分及其含量数据的表格。

二、基本知识

1.膳食调查的时间要求

我国居民日常膳食中食物种类较多，各种食物的摄入频率相差较大，因此使用一天24小时回顾法所得到的调查结果在评价调查对象膳食营养状况时变异较大，一般选用连续三天24小时回顾法（每天询问调查对象24小时的进餐情况，连续进行三天，具有较好的食物摄入代表性），此外，由于调查对象工作日和休息日的膳食常常会有很大差异，因此，选择三天24小时回顾法的调查时间应该是两个工作日和一个休息日连续进行。

2.膳食调查的评价要求

将膳食调查结果与中国营养学会最新公布的膳食营养素参考摄入量（DRIs）进行比较之后做出评价。如果营养素的摄入量达到推荐量的90%~110%，则提示该营养素摄入合理；如果营养素的摄入量长期低于推荐量的90%，就有可能发生营养不足；如果长期低于推荐量的80%，则有发生营养缺乏的可能；能量的摄入量达到推荐量的90%~100%为合理。

三、技能训练

（一）操作过程

（1）根据调查对象设计好调查表格（表1-4）。

表1-4 24小时回顾法调查表（样表）

餐次	菜肴名称	原料名称	原料用量（g）
早餐			
午餐			
晚餐			

（2）准备好相关食物模型、食物图谱、食物成分表、计算器（计算软件）等，熟悉调查对象家中（或地区）常用的食品容器和食物信息。

（3）调查前与调查对象沟通协调好调查时间周期和调查地点。

（4）询问和记录调查对象的食物摄入信息。

（5）核查和完善调查表格。

（6）计算平均每日的各类食物摄入量、能量与营养素摄入量（表1-5、表1-6），并完成能量来源评价表（表1-7）、能量分配评价表（表1-8）。

表1-5 各类食物摄入量一览表（样表）

类别	食物名称	摄入量（g）
谷薯类		
	合计	
蔬菜类		
	合计	
水果类		
	合计	
动物性食物		
	合计	
奶类及奶制品		
	合计	
大豆及坚果类		
	合计	
油脂类		
	合计	
食盐		
	合计	

表1-6 食物能量与营养素摄入量一览表（样表）

餐次	菜肴名称	原料名称	原料用量（g）	蛋白质（g）	脂肪（g）	碳水化合物（g）	能量（kcal）	维生素A（μgRE）	维生素D（μg）	维生素B₁（mg）	维生素B₂（mg）	维生素C（mg）	钙（mg）	铁（mg）	锌（mg）
早餐															
午餐															
晚餐															
合计															
膳食营养素参考摄入量（%）															

表1-7 能量来源评价表

产热营养素	摄入量（g）	提供能量（kcal）	能量来源（%）	评价
蛋白质				
脂肪				
碳水化合物				
合计				

表1-8 能量分配评价表

餐次	提供能量（kcal）	能量分配（%）	评价
早餐			
午餐			
晚餐			
合计			

（二）注意事项

（1）帮助调查对象尽可能准确地回忆过去24小时内摄入的所有食物以及饮料的种类和数量，可采用一些食物模型引导调查对象对食物摄入量进行估计判断。

（2）引导调查对象按照一定的时间顺序进行回忆，如早餐、中餐、晚餐的顺序，同时不要忘记调查加餐的内容。

（3）可详细记录每个餐次所摄取食物的烹调方法，并以此为依据估算全天烹调油的摄入情况。

（4）注意询问每次进餐时间和进餐地点。

（5）可使用营养软件或计算器计算全天能量和营养素并进行营养评估。

//// **课后作业** ////

请对自己开展一次24小时回顾法膳食调查，并完成表1-4至表1-8。

//// **目标检测** ////

1.膳食调查的目的是（　　　）。

　A.了解体内营养素水平，早期发现营养不足与缺乏

　B.了解膳食组成及营养素摄取情况

　C.了解机体生长发育情况

　　D.了解有无营养缺乏症

　　E.了解机体营养状况

2.膳食调查的方法不包括（　　）。

　　A.称量法　　　　　　　B.查账法　　　　　　　C.24小时回顾法

　　D.日记法　　　　　　　E.化学分析法

3.24小时回顾法属于（　　）。

　　A.人体测量资料分析　　B.营养调查　　　　　　C.营养监测

　　D.膳食调查　　　　　　E.人体营养水平鉴定

4.24小时回顾法膳食调查的"24小时"是指从（　　）吃东西开始往前推24小时。

　　A.早餐　　　　　　　　B.午餐　　　　　　　　C.晚餐

　　D.最后一餐　　　　　　E.前一天晚餐

5.在24小时回顾法膳食调查中，一般选用与膳食史结合的方法，或者采用（　　）连续调查的方法。

　　A.1天　　　　B.2天　　　　C.3天　　　　D.4天　　　　E.5天

6.24小时回顾法膳食调查表的主要内容不包括（　　）。

　　A.食物名称　　　　　　B.原料名称　　　　　　C.进食频率

　　D.原料用量　　　　　　E.餐次

7.24小时回顾法膳食调查的优点是（　　）。

　　A.调查结果非常准确　　　　　　B.所需时间短

　　C.可调查较长时间　　　　　　　D.对食物量的估计准确

　　E.可作为膳食调查的"金标准"

8.关于24小时膳食回顾法，描述错误的是（　　）。

　　A.24小时一般是指从最后一餐吃东西开始向前推24小时

　　B.食物量通常用家用量具、食物模型或食物图谱进行估计

　　C.负责24小时回顾的调查员一定要经过认真培训

　　D.应建立一种特定的引导方法以帮助应答者记住一天内所消耗的所有食物

　　E.调查结束后不需要对食物清单进行核对

9.中国食物成分表中，"0"代表的含义是（　　）。

　　A.微量　　　　　　　　B.估计零值　　　　　　C.未检测

　　D.不能计算　　　　　　E.未知数

10.查询食物成分时，遇到食物成分表中没有的食物，可以（　　）。

　　A.用相似食物代替　　　　　　　B.在同一类食物中任选一样代替

　　C.忽略该种食物　　　　　　　　D.将该食物样品送实验室分析其成分

　　E.任选一种食物代替

11.查中国食物成分表，小麦粉（标准粉）的可食都为100%，硫胺素为0.28mg，

核黄素0.08mg。小明吃完150g标准粉做成的馒头，共摄入维生素B_1（   ）。

    A. 0.36mg   B. 0.12mg   C. 0.42mg

    D. 0.54mg   E. 0.63mg

12.对膳食调查结果进行分析时，关于食物的种类和数量在膳食中所占的比例分析称为（   ）。

    A.营养状况评价   B.营养摄入分析   C.膳食结构分析

    D.膳食种类分析   E.膳食餐次分析

13.对膳食调查结果进行膳食结构分析评价的主要依据是（   ）。

    A.中国居民膳食指南   B.中国居民平衡膳食宝塔

    C.膳食营养素参考摄入量   D. RAD

    E. DRIs

14.对膳食调查结果进行能量摄入量的计算时，正确的计算方法是（   ）。

    A.（蛋白质总量+碳水化合物总量）×4+脂肪总量×9

    B.（蛋白质总量+脂肪总量）×4+碳水化合物总量×9

    C.（脂肪总量+碳水化合物总量）×4+蛋白质总量×9

    D.蛋白质总量×5+碳水化合物总量×4+脂肪总量×9

    E.蛋白质总量×9+碳水化合物总量×4+脂肪总量×4

15.一般来说，膳食能量供给量达到推荐摄入量的（   ）以上才算合格。

    A. 100%~110%   B. 95%~105%   C. 90%~100%

    D. 85%~95%   E. 110%~120%

任务三 人体测量

学习目标

1.能准确描述营养状况评价、人体测量、身高/身长、体重、上臂围（BC）、上臂肌围（AMC）、腰围（WC）、臀围（HC）、皮褶厚度、超重和肥胖等关键概念。

2.能熟悉体重、身高/身长、上臂围、腰围、臀围、肱三头肌皮褶厚度等测量的工作程序。

3.能开展体重、身高/身长、上臂围、腰围、臀围、肱三头肌皮褶厚度等测量。

一、关键概念

1.营养状况评价

营养状况评价指通过膳食调查、体格检查、营养缺乏病检查、实验室生化检查等方法，了解有关的指标参数，并与相应的正常值或参考值进行比较，得到有关人体营养状况的科学认识。

2.人体测量

人体测量指对人体有关部位长度、宽度、厚度和围度的测量。

3.身高/身长

身高是站立位足底到头部最高点的垂直距离。身长是平卧位头顶到足跟的长度。

4.体重

体重指人体总重量（裸重）。

5.上臂围（BC）

上臂围指上肢自然下垂，上臂肩峰至鹰嘴连线中点的臂围长。

6.上臂肌围（AMC）

上臂肌围（cm）＝上臂围（cm）－0.314×肱三头肌皮褶厚度（mm）。

7.腰围（WC）

腰围指腋中线肋弓下缘和髂嵴连线中点的水平位置处的体围周长。

8.臀围（HC）

臀围指经臀峰点水平位置处的体围周长。

9.皮褶厚度

皮褶厚度指皮肤和皮下组织的厚度。测量点通常选用肱三头肌、肩胛下角和肚脐旁。

10.超重和肥胖

由于体内脂肪的体积和（或）脂肪细胞数量的增加导致的体重增加，或体脂占体重的百分比异常增高，并在局部部位过多沉积脂肪，通常用BMI进行判定。脂肪在腹部蓄积过多称为中心型肥胖，通常用腰围进行判定。

二、基本知识

1.体重

体重可以从总体反映人体营养状况，短期内出现的体重变化可受水钠潴留、脱水等影响，通常根据实际体重/理想体重的百分比或过去6个月内的体重变化来判断：如果1个月内体重丢失率>5%或3个月内体重丢失率>7.5%或6个月内体重丢失率>10%，则可能存在蛋白质-能量营养不良；如果每天体重改变>0.5kg，多为体内水分改变引起；如果2周内体重下降10%，多为体液平衡问题；如果1~3个月内体重下降10%，多为脂肪和肌肉丢失；如果1个月内体重减少20%，无论原发病是什么，单纯重度营养不良就可导致人体因衰竭而死亡。成人体重分类见表1-9，中心性肥胖分类见表1-10。

表1-9　成人体重分类

分类	BMI值（kg/m^2）
肥胖	BMI ≥ 28.0
超重	24.0 ≤ BMI<28.0
体重正常	18.5 ≤ BMI<24.0
体重过低	BMI<18.5

表1-10　成人中心性肥胖分类

分类	腰围值（cm）
中心型肥胖前期	85 ≤ 男性腰围 <90；80 ≤ 女性腰围 <85
中心型肥胖	男性腰围 ≥ 90；女性腰围 ≥ 85

2.上臂围（AMC）、上臂肌围（MAMC）

上臂围是上臂中部周长。上臂肌围（cm）=上臂围（cm）-0.314×肱三头肌皮褶厚度（mm）。上臂肌围可反映肌肉蛋白量，间接反映体内蛋白质储备，反映营养状况的好转或恶化并与白蛋白水平相关。正常参考值（上臂肌围）：男性24.8cm，女性21.0cm。评价标准：实测值相当于正常参考值的80%~90%为轻度营养不良，60%~80%为中度营养不良，<60%为重度营养不良。

3. 腰围（WC）、臀围（HC）

腰围是衡量脂肪在腹部积蓄（中心性肥胖）程度最简单、实用的指标。腰围的正常参考值：男性<85cm，女性<80cm。腰臀比值的正常参考值：男性≤1，女性≤0.85。男性腰臀比值超过1，女性腰臀比值超过0.85，则可判定为腹型肥胖。

4. 肱三头肌皮褶厚度（TSF）

肱三头肌皮褶厚度常用于评价体内脂肪贮备情况。正常参考值：男性8.3mm；女性15.3mm。评价标准：实测值相当于正常参考值的90%以上为正常；80%~90%为轻度营养不良；60%~80%为中度营养不良；60%以下为重度营养不良。

三、技能训练

（一）操作过程

1. 测量身高

测量前调整测量仪器，校对零点，检查立柱是否垂直，连接处是否紧密；测量时患者赤足，足底与地板平行，足跟靠紧，足尖外展60°，足跟、臀部及两肩胛间区与立柱相接触，躯干自然挺直，头部正直，耳廓上缘与眼眶下缘呈水平位，上臂自然下垂；测试人员站在受试者右侧，将水平压板轻轻沿立柱下滑，轻压于受试者头顶；测试人员读数时双眼应与压板平面等高进行读数，以厘米（cm）为单位，精确到小数点后1位（0.1cm），如图1-1所示。

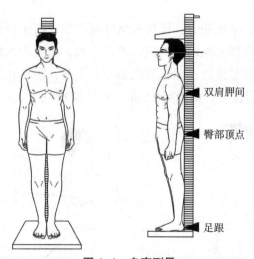

图1-1 身高测量

3岁以下儿童量身长时，要使用卧式量板（或量床）。具体测量步骤：将量板放在平坦地面或桌面上；测量前脱去小儿鞋帽和厚衣裤，使其仰卧于量板中线上；固定小儿头部使其接触头板，小儿面向上，两耳在一水平上，两侧耳廓上缘与眼眶下缘的连线与量板垂直；测量者位于小儿右侧，在确定小儿平卧于板中线后，将左手置于小儿膝部，使其固定，用右手滑动滑板，使之紧贴小儿足跟，然后读取读数至小数点后1位（0.1cm），也可由两名测量人员配合完成，如图1-2所示。

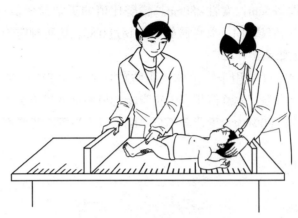

图1-2　婴幼儿身长测量

2.测量体重

被测者清晨空腹，排空大小便，穿单衣裤立于体重计中心，读数，以千克（kg）为单位，误差不超过0.1%。

3.测量上臂围

测量时被测者左臂自然下垂，用软皮尺先测出上臂中点位置，然后测上臂中点周长。

4.测量腰围

被测者自然站立，平视前方，保持自然呼吸状态；需要两名测试员配合；测试员甲选择肋骨下缘最底部和髂嵴最高点，连线中点，以此中点将软尺水平围绕腰一周，在被测者呼气末开始读数；测试员乙要充分协助，观察软尺围绕腰的水平面是否与身体垂直，并记录读数，精确到0.1cm。如图1-3所示。

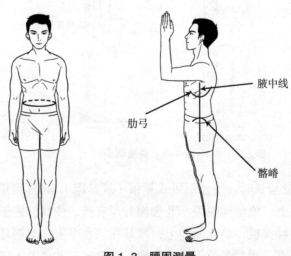

腋中线

肋弓

髂嵴

图1-3　腰围测量

5.测量臀围

被测者自然站立，臀部放松，平视前方；需要两名测试员配合；测试员甲将卷尺置于臀部向后最突出部位，以水平围绕臀一周测量；测试员乙要充分协助，观察卷尺围绕臀部的水平面是否与身体垂直，并记录读数，精确到0.1cm。

6.测量肱三头肌皮褶厚度

在左上臂背侧中点，即肩峰至尺骨鹰嘴处的中点上约2cm处；测量者立于被测者后方，使被测者上肢自然下垂，测定者以左手拇指和示指将皮肤连同皮下组织捏起，然后从拇指下方测量1cm左右处皮褶的厚度，如患者为卧床，则将右前臂舒适地横置在胸部，如图1-4所示。

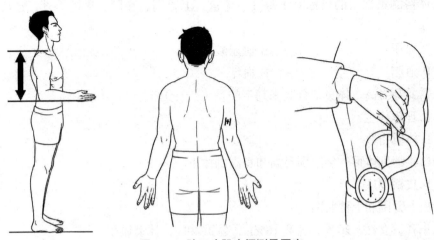

图1-4　肱三头肌皮褶测量厚度

（二）注意事项

（1）根据体重来评价营养状况时，注意排除水肿、腹水、大肿瘤、器官肥大、利尿剂等因素的干扰。

（2）对体质指数（BMI）评价时，注意对运动员、水肿患者、老年人等做出客观评价，有时需要结合体脂率进行综合评价。

（3）腰臀比值对腹部脂肪蓄积程度和对某些疾病危险度的估计，不如单独测量腰围敏感。

（4）进行肱三头肌皮褶厚度测量时，注意皮褶厚度计与上臂垂直。

//// **课后作业** ////

与同宿舍的同学（或同桌）配合，相互开展身高、体重、上臂围、腰围、臀围、肱三头肌皮褶厚度的测量，并对测量结果进行评价（见习或实习阶段，可在老师的带教下进行实地测量操作）。

//// **目标检测** ////

1.患者的营养状况评价包括（　　）。
 A.膳食营养评价　　　　　B.人体测量　　　　　　C.临床营养缺乏检查
 D.实验室生化检查　　　　E.以上都是

2.不属于人体测量指标的是（　　）。
 A.身高　　　　　　　　　B.体重　　　　　　　　C.血糖
 D.皮褶厚度　　　　　　　E.上臂围

3.体格测量常用的指标除了身高、体重、上臂围、腰围、臀围等外，还应包括
（　　）。
 A.血压　　　　　　　　　B.血尿酸　　　　　　　C.皮褶厚度
 D.血脂　　　　　　　　　E.血糖

4.需要与身高、体重结合起来判定的是（　　）。
 A.理想体重
 B.体质指数
 C.年龄别体重、年龄别身高和身高别体重
 D.皮褶厚度
 E.上臂围和上臂肌围

5.患者，女性，20岁，身高165cm，体重40kg，体型属于（　　）。
 A.超重　　　　　　　　　B.正常　　　　　　　　C.瘦弱
 D.重度瘦弱　　　　　　　E.肥胖

6.关于腰围的测量方法，描述错误的是（　　）。
 A.被测者自然站立，双手下垂
 B.测量者在其肋下缘与髂嵴连线的中点做标记
 C.带尺经该中点水平方向绕腰测量
 D.在呼气末读数
 E.在吸气末读数

7.关于测量胸围的操作，描述错误的是（　　）。
 A.两名测量者要分工合作
 B.测量男性和乳腺未发育女孩时，将软尺零点固定于胸前乳头下缘
 C.测量乳腺已发育女孩时，将软尺零点圈定于胸骨中线第三肋间高度
 D.被测者呼吸均匀，处于平静状态
 E.在呼气末测量并读数

8.成年男性和成年女性的WHR分别大于（　　）时，可判定此人属腹型肥胖。
 A.0.95；0.9　　　　　　B.0.9；0.85　　　　　　C.0.85；0.8

D. 0.8；0.75　　　　　　　E. 1.0；0.85

9.皮褶厚度测量常取的部位是（　　　）。

A.肩胛骨上端　　　　B.肱三头肌中端　　　　C.髂嵴下端

D.腹直肌上端　　　　E.锁骨下端

10.头围的测量读数需精确至（　　　）。

A. 1cm　　　B. 0.1cm　　　C. 1mm　　　D. 0.1mm　　　E. 0.01mm

11.体重和身高、上臂围与皮褶厚度、胸围、头围、坐高等指标均属于（　　　）。

A.人体测量资料分析　　B.营养调查　　　　C.营养监测

D.膳食调查　　　　　　E.人体营养水平鉴定

12.体质指数（BMI）的计算公式是（　　　）。

A.身高（m）/［体重（kg）］^{2}　　　　B.体重（kg）/［身高（m）］^{2}

C.［体重（kg）］^{2}/身高（m）　　　　D.体重（kg）/［身高（cm）］^{2}

E.身高（m）/体重（kg）

13.我国成年男性腰围大于或等于（　　　），更容易患营养相关慢性病。

A. 0.75　　　B. 0.80　　　C. 0.85　　　D. 0.90　　　E. 1.0

14.测量身高要求三点靠立柱，其中三点指（　　　）。

A.脚尖、膝盖、额头中央　　　　B.足后跟、臀部、枕骨粗隆

C.足后跟、臀部、两肩胛间　　　　D.脚尖、肚脐、鼻尖

E.脚尖、膝盖、鼻尖

15.测量体重时可使用的器械是（　　　）。

A.磅秤　　　　　　B.杠杆秤　　　　　　C.台秤

D.体重计　　　　　E.身高计

任务四　微型营养评定

//// **学习目标** ////

1. 能准确描述营养评定、小腿围、压疮等关键概念。
2. 能熟悉微型营养评估（MNA）的工作程序。
3. 能使用微型营养评估量表进行营养评估。

一、关键概念

1.营养评定

营养评定是对有营养风险的住院患者进一步了解其营养状况的过程。目的在于开具营养处方、评定营养不良及实施后监测。

2.小腿围

小腿围是指人体小腿部围度的大小。小腿围可以反映人体腿部肌肉发育水平及发达程度。测量小腿围时，被测者两腿开立同肩宽，自然站立，放松；用软带尺，沿小腿最粗壮处水平位置绕其一周；测量出的小腿围以厘米（cm）为单位，精确到小数点后一位。

3.压疮

压疮指身体局部受到压力、剪切或摩擦等损害，引起血液循环障碍造成皮肤和下组织的坏死。

二、基本知识

1.微型营养评估的来源

微型营养评定法是由 Guigoz. Y.、Vellas. B. 和 Garry. PJ 于 1994 年提出的专门针对老年人的营养筛查及评价方法，包含 18 项内容，由人体测量、整体评价、饮食问卷和主观评定 4 部分组成，各项评分相加即得到 MNA 总分。

2.微型营养评估的用途

MNA 既可作为筛查工具，也是评估工具，可用于预测健康结局、社会功能、病死率、就诊次数和住院费用等。由于年龄和营养不良均为手术的危险因素，MNA 评分已被广泛应用于老年患者术前的营养评估。

3.微型营养评估的评分标准

MNA ≥ 24 表示营养状况良好；17<MNA<24 表示存在营养不良风险；MNA ≤ 17

表示存在营养不良。

三、技能训练

（一）操作方法

营养评估量内容见表1-11。

表1-11 营养评估（MNA）量表

序号	筛查项目	评分方法	得分
1	近三个月有无饮食量变化	0=严重增加或减少 1=增加或减少 2=无改变	
2	近3个月体重变化	0=减少或增加>3kg 1=不知道 2=1kg≤减少≤3kg或1kg≤增加≤3kg 3=0kg<减少<1kg或0kg<增加<1kg	
3	活动能力	0=卧床 1=需要依赖工具活动 2=独立户外活动	
4	牙齿状况	0=全口/半口缺 1=用义齿 2=正常	
5	神经精神疾病	0=严重认知障碍或抑郁 1=轻度认知障碍或抑郁 2=无认知障碍或抑郁	
6	体重指数（BMI）	0=BMI<19或BMI>28 1=19≤BMI<21或26<BMI≤28 2=21≤BMI<23或24<BMI≤26 3=23≤BMI≤24	

筛查分数（总分：14分）

<12分提示有营养不良风险，继续以下评估；≥12分提示无营养不良风险，无须以下评估。

序号	筛查项目	评分方法	得分
7	患慢性病数>3种	0=是 1=否	
8	服药时间在一个月以上的药物种类>3种	0=是 1=否	
9	是否独居	0=是 1=否	

续表

序号	筛查项目		评分方法	得分
10	睡眠时间		0=<5h/d 1=≥5h/d	
11	户外独立活动时间		0=<1h/d 1=≥1h/d	
12	文化程度		0=小学及以下 1=中学及以上	
13	自我感觉经济状况		0=差 0.5=一般 1=良好	
14	进食能力		0=依靠别人 1=自行进食稍有困难 2=自行进食	
15	一天餐次		0=1次 1=2次 2=3次及以上	
16	每天摄入奶类； 每天摄入豆制品； 每天摄入鱼/肉/禽/蛋类食品		0=0~1项 0.5=2项 1=3项	
17	每天烹调油摄入量		0=>25g 1=≤25g	
18	每天吃蔬菜水果500g及以上		0=否 1=是	
19	小腿围		0=<31cm 1=≥31cm	
20	腰围	男	0=>90cm 1=≤90cm	
		女	0=>80cm 1=≤80cm	
小腿围： cm			腰围： cm	

年龄超过70岁总分加1分，即年龄调整增加的分值：

0分：年龄<70岁

1分：年龄≥70岁

续表

序号	筛查项目	评分方法	得分

初筛分数（小计满分14分）：

评估分数（小计满分16分）：

量表总分（满分30分）：

结果判定：

（1）若初筛总分 ≥ 12分，提示无营养不良风险，无须评估；

（2）若初筛总分 <12分，提示有营养不良风险，继续评估；

（3）若营养不良风险评估总分（初筛＋评估）≥ 24分，表示营养状况良好；

（4）若营养不良风险评估总分（初筛＋评估）<24分，当BMI ≥ 24（或男性腰围 ≥ 90cm，女性腰围 ≥ 80cm）时，提示可能是肥胖/超重型营养不良或有营养不良风险；

（5）若营养不良风险评估总分（初筛＋评估）17~24分，表示有营养不良风险；

（6）若营养不良风险评估总分（初筛＋评估）≤ 17分，表示有营养不良。

（二）注意事项

（1）对微型营养评定量表中的每个项目应准确评分。

（2）可结合其他营养状况评定工具，对住院患者的营养状况进行综合评定。

//// 课后作业 ////

刘爷爷，78岁，身高165cm，3年前脑卒中后出现左侧身体偏瘫，行动不便，意识清楚，无法言语，只能用摇头或点头表达意见，于2年前入住康养中心，本月初因摄食困难伴有呛咳问题，采用鼻胃管进食，之后出现体重减轻，至本月底出现晕倒而送急诊，发现管饲能量不足，给予增加一餐，目前日均摄食量减少为1个月前的50%。

家属每日通过巴士将刘爷爷送至康养中心，由于行动不便，每日由工作人员以轮椅协助其参与中心内的活动，如厕以包尿布方式，偶有出现少许小压疮。

刘爷爷当前体重52.6kg，上臂围29.3cm，小腿围31cm。半年前体重59.1kg，1个月前体重57.3kg，目前刘爷爷每天管饲摄入5瓶配方营养品（每瓶250ml），白天在康养中心摄入3瓶，早晚由家属自行管饲2瓶。每日使用药物约4种。

根据以上案例，完成以下题目。

1.根据微型营养评估（MNA）量表，请问刘爷爷初步筛查的分数是多少？营养状况风险如何？

（A）≥ 12分：营养状况正常

（B）<12分：有营养不良风险

2.根据微型营养评估（MNA）量表，请问张爷爷的最终评分是多少？营养状况的评定结果如何？

（A）≥24分：正常营养状况

（B）17~24分：有营养不良风险

（C）≤17分：营养不良

//// 目标检测 ////

1.适用于老年人的营养状况评价方法是（　　　）。

　　A. MNA　　　　B. SGA　　　　C. MUST　　　　D. NAI　　　　E. KPS

2.在微型营养评定中，可以判断患者为营养不良的MNA值是（　　　）。

　　A. ≥23　　　　B. ≤17　　　　C. ≥24　　　　D. ≥30　　　　E. ≤25

3.MNA与SGA相似，其既是营养（　　　）工具，也是营养（　　　）工具。

　　A.筛查；评估　　　　　　B.评选；评估　　　　　　C.筛查；评比

　　D.评估；治疗　　　　　　E.诊断；治疗

4.患者近3个月饮食量严重减少，按照MNA评分标准为（　　　）。

　　A. 0分　　　　B. 1分　　　　C. 2分　　　　D. 3分　　　　E. 4分

5.患者近3个月体重有减少（1~3kg），按照MNA评分标准为（　　　）。

　　A. 0分　　　　B. 1分　　　　C. 2分　　　　D. 3分　　　　E. 4分

6.患者需要依赖工具活动，按照MNA评分标准为（　　　）。

　　A. 0分　　　　B. 1分　　　　C. 2分　　　　D. 3分　　　　E. 4分

7.患者BMI为27，按照MNA评分标准为（　　　）。

　　A. 0分　　　　B. 1分　　　　C. 2分　　　　D. 3分　　　　E. 4分

8.患者使用义齿，按照MNA评分标准为（　　　）。

　　A. 0分　　　　B. 1分　　　　C. 2分　　　　D. 3分　　　　E. 4分

9.患者有轻度认知障碍或抑郁，按照MNA评分标准为（　　　）。

　　A. 0分　　　　B. 1分　　　　C. 2分　　　　D. 3分　　　　E. 4分

10.根据MNA筛查分数，需要继续以下评估的是（　　　）。

　　A. <10分　　　　B. <12分　　　　C. <14分　　　　D. <16分　　　　E. <18分

11.患者患慢性病数>3种，按照MNA评分标准为（　　　）。

　　A. 0分　　　　B. 1分　　　　C. 2分　　　　D. 3分　　　　E. 4分

12.患者睡眠时间≥5h/d，按照MNA评分标准为（　　　）。

　　A. 0分　　　　B. 1分　　　　C. 2分　　　　D. 3分　　　　E. 4分

13.患者自行进食稍有困难，按照MNA评分标准为（　　　）。

　　A. 0分　　　　B. 1分　　　　C. 2分　　　　D. 3分　　　　E. 4分

14.患者，男性，腰围>90cm，按照MNA评分标准为（　　　）。

　　A. 0分　　　　B. 1分　　　　C. 2分　　　　D. 3分　　　　E. 4分

15.关于MNA判定标准，描述错误的是（　　　）。

A.若初筛总分<12分，提示有营养不良风险，继续评估

B.若营养不良风险评估总分（初筛+评估）≥24分，表示营养状况良好

C.若营养不良风险评估总分（初筛+评估）<24分，当BMI≥24（或男性腰围≥90cm，女性腰围≥80cm）时，提示可能是肥胖/超重型营养不良或有营养不良风险

D.若营养不良风险评估总分（初筛+评估）17~24分，表示有营养不良风险

E.若营养不良风险评估总分（初筛+评估）≥17分，表示有营养不良

任务五　编制一日带量食谱

//// 学习目标 ////

1.能准确描述食谱/菜单、产热营养素、能量系数、膳食营养素参考摄入量（DRIs）、膳食结构等关键概念。

2.能熟悉计算法编制食谱的工作程序。

3.能为患者编制一日带量食谱。

一、关键概念

1.食谱/菜单

食谱/菜单是按合理营养要求而安排的膳食计划。即根据用膳者生理的或因病理的对能量与营养素需要量、饮食习惯和当地食物的供应情况，制定一定时期内（一日或一周）每餐主食和副食品的种类、数量、搭配及其烹调方法等的计划方案。

2.产热营养素

产热营养素是在体内代谢过程中能够产生能量的营养素。包括碳水化合物、脂肪和蛋白质。

3.能量系数

能量系数是指每克产能营养素在体内氧化时所产生的能量。碳水化合物、脂肪、蛋白质的能量系数分别为17kJ（4kcal）、37kJ（9kcal）和17kJ（4kcal）。

4.膳食营养素参考摄入量（DRIs）

膳食营养素参考摄入量是评价膳食营养素供给量能否满足人体需要、是否存在过量摄入风险以及有利于预防某些慢性非传染性疾病的一组参考值，包括平均需要量、推荐摄入量、适宜摄入量、可耐受最高摄入量以及建议摄入量、宏量营养素可接受范围。

5.膳食结构

膳食结构指膳食中各类食物的数量及其在膳食中所占的比例。

二、基本知识

1.食谱编制的目的

（1）有利于将膳食营养素参考摄入量落实到每日膳食中，使其能够按需要摄入足够的能量和各种营养素，同时又防止营养素或能量的过高摄入。

（2）有利于根据患者对各种营养素的需要，结合当地食物的品种、生产季节、经济条件和厨房烹调水平，合理选择各类食物，达到平衡膳食。

（3）有利于食堂管理人员有计划地管理食堂膳食，也有助于患者家庭有计划地管理家庭膳食，并且有利于成本核算。

2.食谱编制的原则

（1）满足每日膳食营养素及热能的供给量　根据患者的年龄、生理特点、劳动强度，选用计算各种食物用量，使1周内平均每日热能及营养素摄入量能达到膳食供给量标准，以满足机体的需要。

（2）各营养素之间比例适当　除了全面达到热能和各种营养素的需要量外，还要考虑到产热营养素的供热比例，各营养素之间的合适比例，充分利用不同食物中营养素之间的互补作用，使其发挥最佳协同作用。

（3）食物多样　"中国居民平衡膳食宝塔"将食物分成谷薯类、蔬菜水果类、畜禽鱼蛋类、奶豆类以及油脂类，共5层。每天应从每一层食物中选用1~3种适量食物，组成平衡膳食；对同一类食物可更换品种和烹调方法，如以粮换粮，以豆换豆，以蔬菜换蔬菜，尽量做到主食有米、有面、有杂粮，副食有荤、有素、有汤，注意菜肴的色、香、味、形。

（4）食品安全无害　食物要新鲜卫生，符合国家食品安全标准；注意防止食物被污染或腐败变质。

（5）科学加工烹调　选择合理加工烹调方法，尽量减少营养素的损失。

（6）及时更换调整食谱　每1~2周可更换一次食谱。食谱执行一段时间后应对其效果进行评价，不断调整食谱。

此外，在编制食谱时，还要考虑到用膳者的饮食习惯、经济能力及当地食物品种、生产情况。

3.食谱评价的一般内容

（1）评价食物种类与数量是否合理。

（2）评价能量与营养素摄入是否合理。

（3）评价三大产能营养素的能量分配是否合理。

（4）评价蛋白质的来源是否合理。

（5）评价三餐能量分配是否合理。

三、技能训练

（一）操作过程

1.确定每日所需能量

根据患者的年龄、性别、劳动强度，对照膳食营养素参考摄入量标准确定能量，也可以根据体型判断（需要身高、体重的数据）和劳动强度计算全天所需能量。

2.确定三大产能营养素的需要量

根据总能量、三大产能营养素的供能比（一般蛋白质供能比为10%~15%，脂肪供能比为20%~30%，碳水化合物供能比为50%~65%）、能量系数，分别计算出三大产能营养素的需要量。

3.确定主食的种类与数量

通过满足碳水化合物的需要量来确定主食的数量。每天主食的种类一般至少有2种，如大米、面粉。将全天的碳水化合物数量分摊到大米和面粉中，然后查询食物成分表中大米和面粉的碳水化合物含量，即可分别计算出大米和面粉的需要量。

4.确定副食的种类与数量

通过满足蛋白质和脂肪的需要量来确定副食的种类和数量。副食主要是畜禽肉类、鱼类、蛋类、豆制品、奶类等。根据前面确定的主食及拟定的各种副食的数量，结合食物成分表中相应的蛋白质和脂肪的含量，先满足全天所需的蛋白质数量。然后计算出以上全部主食、副食中的脂肪数量，尚未满足的脂肪数量即为全天烹调油的用量。

5.将全部主食、副食合理地分配到各餐次并绘制出食谱表格

全天餐次一般设置为三餐，早餐、午餐、晚餐的能量分配一般为3：4：3或2：4：4，患者可少量多餐。将全部主食、副食按照餐次比进行分配，填入表1-12。

表1-12 一日食谱（样表）

餐次	菜肴名称	原料名称	原料用量（g）
早餐			
午餐			
晚餐			

6.对食谱进行评价并修订完善 食谱初步编制完成后，一般还需要从食物种类、数量、能量与营养素、能量来源、能量的餐次分配等方面是否合理进行评价。

（二）注意事项

（1）确定每日所需能量的步骤中，查表得到的kcal/（kg·d），其体重为理想体重，而非实际体重。

（2）主食数量的确定是通过满足碳水化合物的量而实现的，即假定全部碳水化合物都来自主食。虽然后面的副食中（如蔬菜、水果）也含有少量的碳水化合物，但是由于含量太少，基本可以忽略。

//// 课后作业 ////

患者，男性，29岁，计算机程序员，身高170cm，体重75kg。患者主食有大米和面食，分别提供全天碳水化合物的75%和25%，每天250ml牛奶，一个鸡蛋（可食部50g）、适量肉类（瘦猪肉、鸡肉）、豆腐和蔬菜（5种），豆类蛋白占优质蛋白质的25%。

请用计算法按照食谱编制的工作程序为其编制一日带量食谱。

//// 目标检测 ////

1.关于劳动分级中轻体力劳动，描述正确的是（　　　）。

　A.是指工作时90%以上的时间坐着

　B.是指工作时80%以上的时间坐着

　C.是指工作时75%以上的时间坐或站立

　D.是指工作时50%的时间坐或站立，其余时间从事特殊职业活动

　E.是指工作时25%以上的时间坐或站立

2.常将食物划分为（　　　）五大类。

　A.主食类、动物性食物、奶类、蔬菜水果类、纯能量食物

　B.主食类、蔬菜水果类、肉类、水产类、奶豆类

　C.主食类、蔬菜水果类、鱼虾类、菌藻类、奶豆类

　D.主食类、蔬菜水果类、肉蛋类、奶豆类、油脂类

　E.主食类、蔬菜水果类、肉类、水产类、豆类

3.编制食谱需要调整能量时，应首先考虑（　　　）。

　A.调整粮谷类食物的数量或品种　　　B.调整烹调用油量

　C.调整肉类的数量或种类　　　D.调整蔬菜的数量

　E.调整水果的数量

4.在编制食谱时，主食选择的一般原则是（　　）。

　　A.米面为主，粗杂粮为辅　　　　　　B.一半粗粮一半细粮

　　C.粗杂粮为主　　　　　　　　　　　D.只吃细粮

　　E.只吃粗杂粮

5.用计算法编制食谱时，副食需要量确定的首要依据为（　　）。

　　A.能量　　　　　　　　B.碳水化合物　　　　　　C.蛋白质

　　D.脂肪　　　　　　　　E.矿物质

6.一般来说，成年人一日三餐中供应能量最多的是一餐应是（　　）。

　　A.早餐　　　　B.中餐　　　　C.晚餐　　　　D.夜宵　　　　E.加餐

7.编制食谱时，主食需要量的确定依据为（　　）。

　　A.蛋白质　　　　　　　　B.碳水化合物　　　　　　C.能量

　　D.脂肪　　　　　　　　　E.维生素

8.编制食谱时，首先要确定的是（　　）。

　　A.能量　　　　　　　　B.碳水化合物　　　　　　C.蛋白质

　　D.脂肪　　　　　　　　E.水

9.编制食谱时改变膳食能量的方法不包括（　　）。

　　A.调整数量　　　　　　　B.调整食品品种　　　　　　C.调整餐次分配比例

　　D.调整烹调用油量　　　　E.改变烹调方法

10.关于计算法食谱编制，正确的描述包括（　　）。

　　A.先确定三大产能营养素的量，再确定热量供给量，最后确定其他营养素
　　　的量

　　B.先确定能量需要量，再确定三大产能营养素的量，最后确定其他营养素的量

　　C.先确定副食的量，再确定主食的量，最后确定烹调油的量

　　D.主食确定以蛋白质的需要量为依据

　　E.副食确定以碳水化合物的需要量为依据

11.纯能量食物不包括（　　）。

　　A.酱油　　　B.淀粉　　　　C.食用糖　　　D.酒精　　　　E.食用油

12.一般来说，成年人一日各餐的能量分配比正确的是（　　）。

　　A.早餐30%，中餐40%，晚餐30%

　　B.早餐40%，午餐40%，晚餐20%

　　C.早餐25%，中餐45%，晚餐20%

　　D.早餐10%，中餐50%，晚餐40%

　　E.早餐40%，中餐20%，晚餐40%

13.下列食物中可以提供45kcal能量的是（　　）。

　　A.15g菜籽油　　　　　　B.10g大豆油　　　　　　C.10g猪油

　　D.5g芝麻油　　　　　　　E.5g酱油

14.关于食物的选择原则，描述错误的是（　　　）。

　A.食物的品种要多样化

　B.主粮选择1种

　C.膳食中要有适当的动物性食物

　D.清淡少油

　E.蔬菜的品种应多样化，深色蔬菜的摄入量应在50%以上

15.关于食谱编制的基本原则，描述正确的是（　　　）。

　A.平衡膳食　　　　　　B.食物单一　　　　　　C.饭菜油腻

　D.经济昂贵　　　　　　E.烹饪烦琐

项目二　临床营养治疗技术

任务一　填写营养医嘱单

学习目标

1.能准确描述医院膳食、基本膳食、普食/普通饭、软食、半流质膳食、流质膳食、治疗膳食、低蛋白膳食、低脂膳食、低盐膳食、无盐膳食、低钠膳食、高钾膳食、低嘌呤膳食、诊断膳食、代谢膳食等关键概念。

2.能熟悉制定营养医嘱单的工作程序。

3.能准确填写营养医嘱单。

一、关键概念

1.医院膳食

医院膳食是指根据人体的基本营养需要和各种疾病的治疗需要而制订的医院患者膳食。可分为基本膳食、治疗膳食、特殊治疗膳食、儿科膳食、诊断膳食和代谢膳食等。

2.基本膳食

基本膳食为住院患者提供的常用膳食，包括普食、软食、半流质及流质。

3.普食/普通饭

普食/普通饭是医院膳食中最常见的一种，与健康人膳食基本相似。适用于体温正常或接近正常、无咀嚼困难、消化功能无障碍的患者。

4.软食

软食是一种食物质地软、易消化的医院膳食。适用于溃疡病恢复期患者、胃肠手术后和口腔疾患恢复期等患者。

5.半流质膳食

半流质膳食是食物细软、成半流体的一种医院膳食。适用于发热较高的患者、各种手术后患者、消化道疾病及消化不良等患者。

6.流质膳食

流质膳食是将全部食物制成流体或在口腔内能融化成液体的一种医院膳食。较半流膳食更易吞咽和消化，适用于急性病、高热患者及胸、腹部大手术后等。

7.治疗膳食

治疗膳食是一类医院膳食。在基本膳食的基础上，适当调整总能量和某些营养素，以适合病情需要，从而达到治疗的目的。如高蛋白膳食、低盐膳食、高纤维膳食、低脂膳食等。

8.低蛋白膳食

低蛋白膳食是控制膳食中蛋白质（尤其是低生物价蛋白质）摄入的一种医院膳食。旨在减少含氮代谢产物，减轻肝、肾负担。主要用于急性肾炎及慢性肝、肾（功能）衰竭的患者。

9.低脂膳食

低脂膳食是限制膳食总脂肪的摄入以达到改善患者脂肪代谢紊乱或脂肪吸收不良的一种医院膳食，按疾病的不同和病情发展情况将全天膳食总脂肪的摄入量分别限制在50g、40g、20g和10g以内。

10.低盐膳食

低盐膳食指全天摄入钠在2000mg以内的膳食。

11.无盐膳食

无盐膳食指全天摄入钠在1000mg以内的膳食。

12.低钠膳食

低钠膳食指全天摄入钠在500mg以内的膳食。

13.高钾膳食

高钾膳食指全天膳食中钾的摄入量至少应达到3100mg。

14.低嘌呤膳食

低嘌呤膳食是限制膳食中嘌呤摄入的一种医院治疗膳食。适用于痛风病急性发作期、缓解期以及高尿酸血症的患者。

15.诊断膳食

诊断膳食是通过调整其成分的方法协助临床诊断的一类特殊医院膳食。

16.代谢膳食

代谢膳食是临床用于诊断疾病，观察疗效或研究机体代谢反应的一种严格称重的膳食。

二、基本知识

常见营养饮食医嘱见表2-1。

表2-1 常见营养饮食医嘱（样表）

名称	输入串
禁食	JS
普食	PS
软饭	RF
治疗饮食	
低盐饮食	DYYS
无盐饮食	WYYS
低钠饮食	DNYS
低脂饮食	DZYS
无油饮食	WYYS
低胆固醇饮食	DDGCYS
低嘌呤饮食	DPLYS
少渣饮食	SZYS
无渣饮食	WZYS
优质低蛋白饮食	YZDDBYS
优质高蛋白饮食	YZGDBYS
低盐低脂低胆固醇饮食	DYDZDDGCYS
低盐低脂低嘌呤饮食	DYDZDPLYS
半流饮食	BLYS
半流低盐饮食	BLDYYS
半流低脂饮食	BLDZYS
半流无油饮食	BLWYYS
半流少渣饮食	BLSZYS
半流无渣饮食	BLWZYS
半流优质低蛋白饮食	BLYZDDBYS
清流质饮食（术后试餐）	QLZYS
浓流质饮食	NLZYS
治疗流质	ZLLZ
流质低盐饮食	LZDYYS
流质低脂饮食	LZDZYS
流质无油饮食	LZWYYS
流质低胆固醇饮食	LZDDGCYS

续表

名称	输入串
流质低盐低脂饮食	LZDYDZYS
试验与代谢饮食	
固定钾钠饮食（请营养科医生会诊）	GDJNYS
固定钙磷饮食（请营养科医生会诊）	GDGLYS
胆囊造影饮食（请营养科医生会诊）	DNZYYS
潜血试验饮食（请营养科医生会诊）	QXSYYS
内生肌酐清除试验饮食（请营养科医生会诊）	NSJGQCSYYS
葡萄糖耐量试验饮食（请营养科医生会诊）	PTTNLSYYS

三、技能训练

（一）操作方法

1. 填写营养医嘱单　见表2-2。

表2-2　营养医嘱单（样表）

病区：　　　科室：　　　床号：　　　姓名：　　　住院号：

起始日期	医嘱	营养师签名	执行者签名	停止		
				日期	营养师签名	执行者签名

2.填写肠内营养（EN）医嘱单　见表2-3。

表2-3　肠内营养医嘱单（样表）

病区：　　　　科室：　　　　床号：　　　　姓名：　　　　住院号：

日期					
食物					
粮食（g）					
鸡蛋（g）					
肉类（g）					
蔬菜（g）					
水果（g）					
豆制品（g）					
植物油（g）					
食盐（g）					
其他（可添加行）					
肠内营养预包装产品					
10%氯化钾					
水溶性维生素					
脂溶性维生素					
谷氨酰胺					
精氨酸					
膳食纤维					
整蛋白型					
短肽型					
氨基酸型					
中链脂肪酸					
其他（可添加行）					
总液体量（ml）					

续表

蛋白质（g/%）					
脂肪（g/%）					
碳水化合物（g/%）					
总热量（kcal）/总氮量（g）					
钾（g）					
钠（g）					
钙（g）					
24小时尿氮排出量（g）					

营养师签字：

（二）注意事项

（1）营养医嘱的制定以准确评估患者的营养状况为前提。

（2）肠内营养医嘱单的内容可根据患者实际营养需要而调整。

///// 课后作业 /////

患者，女性，58岁，身高165cm，体重48kg，"上腹痛半年余"入院。患者半年前无明显诱因出现上腹部胀痛，持续数分钟可自行好转，发作时间及频率不定，无恶心、呕吐、腹泻、黑便等。患者精神尚可，无食欲不振，睡眠可，大小便正常，近半年体重下降10kg，无其他明显阳性体征。

胃镜辅助检查：食管各段黏膜色泽正常，未见溃疡与异常隆起；贲门无异常，胃底、胃体黏膜光整，色泽正常，未见肿物与溃疡。

病理示：黏膜慢性炎。

结肠镜检查：未见明显异常。

拟诊断：慢性非萎缩性胃炎。

请根据以上病例，给出营养医嘱，并填写营养医嘱单（肠内营养医嘱单）。

///// 目标检测 /////

1.下列属于医院基本膳食的是（   ）。

A.清流质膳食   B.低蛋白膳食   C.低盐膳食

D.少渣膳食   E.低脂膳食

2.普通膳食适用于（　　　）。

A.产妇 B.发热患者 C.消化不良患者

D.咀嚼不便的老人 E.口腔病患者

3.软食适用于（　　　）。

A.喉部手术者 B.腹部手术患者 C.消化不良患者

D.痢疾患者 E.昏迷患者

4.半流质饮食适用于（　　　）。

A.咀嚼困难、尚有吞咽功能的患者 B.喉癌术后患者

C.骨折康复期患者 D.鼻饲患者

E.糖尿病患者

5.流质饮食适用于（　　　）。

A.下颌骨骨折手术固定患者 B.糖尿病患者

C.非消化道术后恢复期患者 D.白内障患者

E.子宫肌瘤患者

6.冷流食适用于（　　　）。

A.食管癌术后 B.扁桃体术后 C.胃癌

D.肝性脑病 E.肾功能不全

7.高能量高蛋白膳食中，每天能量至少应大于（　　　）。

A. 1500kcal B. 2000kcal C. 2500kcal

D. 23000kcal E. 3500kcal

8.高蛋白膳食的禁忌证是（　　　）。

A.大面积烧伤急性期 B.肺结核 C.急性肝炎

D.尿毒症 E.甲状腺功能亢进

9.低蛋白膳食一般要求患者每日摄入蛋白质应不超过（　　　）。

A. 20g B. 30g C. 40g D. 50g E. 60g

10.采用低脂肪膳食时，每日脂肪摄入量要求不超过（　　　）。

A. 20g B. 30g C. 40g D. 50g E. 60g

11.无盐饮食全天食物中含钠量应控制在（　　　）。

A. 2000mg B. 1500mg C. 1000mg

D. 500mg E. 300mg

12.高钾膳食中，一日钾供给量为（　　　）。

A. 1.5g B. 4g以上 C. 2g

D. 3g E. 1g

13.低嘌呤膳食用于治疗（　　　）。

A.肝豆状核变性 B.肾炎 C.胰腺炎

D.痛风 E.肝炎

14.低胆固醇膳食要求每日胆固醇摄入应控制在（　　　）。

A. 300mg以下　　　　　　B. 500mg以下　　　　　　C. 800mg以下

D. 1000mg以下　　　　　　E. 1200mg以下

15.葡萄糖耐量试验膳食适用于糖尿病的诊断和分型，该试验的膳食安排为空腹抽血后，食用100g面粉制成的馒头，相当于糖类（　　　）。

A. 10g　　　　B. 75g　　　　C. 50g　　　　D. 85g　　　　E. 65g

任务二 配制肠内营养制剂

//// 学习目标 ////

1.能准确描述营养支持、鼻饲、要素膳（ED）、肠内营养支持（EN）、配膳室等关键概念。

2.能熟悉配制肠内营养制剂的工作程序。

3.能初步进行肠内营养制剂的配制。

一、关键概念

1.营养支持

营养支持指采用特殊制备的营养制剂经肠内或肠外途径，为患者提供适宜能量及较全面的营养素。

2.鼻饲

鼻饲是指对不能经口进食患者，将导管经鼻腔插入胃内或肠内，从管内注入流质食物、水分和药物的方法。

3.要素膳（ED）

要素膳是一种蛋白质（氨基酸）和能量充足、营养素种类齐全、含量比例合理、无渣而易吸收的小分子物质组成的营养制剂。

4.肠内营养支持（EN）

肠内营养支持是患者经口服或管饲摄入营养制剂，经胃肠道获得机体所需能量和营养素的营养治疗方法。

5.配膳室

配膳室指为特殊人群配制膳食的工作间。

二、基本知识

1.肠内营养支持的适应证

肠内营养的可行性主要取决于胃肠道的蠕动功能及消化吸收功能是否正常。

（1）经口摄食障碍 如咀嚼或吞咽困难（口腔、咽喉或食管炎、肿瘤、手术后或烧伤、化学性损伤）；高代谢状态（大面积烧伤、严重创伤、严重感染等，机体营养需要量增加）；胃肠道反应（厌食症、癌症放疗或化疗反应）；不能正常吞咽（脑外伤、脑血管意外、脑肿瘤等中枢神经系统功能损伤，知觉丧失、吞咽反射障碍）等。

（2）胃肠道疾病 如低位小肠瘘、结肠瘘、远端喂养的胃十二指肠瘘，可考虑要素肠内营养制剂，更能降低瘘液排出量；高位胃十二指肠瘘可考虑空肠造口、要素肠内营养；近端尚有100cm功能良好小肠的小肠瘘可考虑胃内喂养；溃疡性结肠炎、克罗恩病在病情缓解，小肠功能适当恢复后可考虑连续管饲肠内营养；克罗恩病、肠系膜动脉或静脉栓塞、肠扭转而需要小肠切除的患者术后（在适当阶段采用）可考虑肠内营养；急性胰腺炎患者可尽早考虑空肠喂养；结肠手术、结肠镜检查、放射摄片等在准备阶段可考虑无渣要素肠内营养制剂；憩室炎、胆盐腹泻、吸收不良综合征、顽固性腹泻等多种胃肠道疾病，适时采用肠内营养对其治疗有利。

（3）其他情况　如择期手术的营养不良患者，在术前1~2周可考虑肠内营养；腹部大手术24小时后，待小肠蠕动及吸收功能逐渐正常可考虑胃造瘘、空肠造瘘；心脏病恶病质患者经口摄入能量不足1000kcal/d可考虑肠内营养补充；心脏病恶病质患者经口摄入能量不足500kcal/d则可考虑采用完全肠内营养；肝、肾衰竭及先天性氨基酸代谢缺陷病患者可考虑采用特殊疾病型肠内营养制剂等。

2.肠内营养支持的禁忌证

如胃肠道完全梗阻或蠕动严重减慢；小肠广泛切除术后早期宜先采用肠外营养，不宜过早肠内营养（6~8周后可尝试小剂量）；胃大部切除后不能耐受高渗糖的肠内营养（易导致倾倒综合征）；空肠瘘；严重应激状态、不全肠梗阻、持续性上消化道出血、顽固性呕吐或腹泻急性期（不宜过早肠内营养）；严重吸收不良综合征（可先考虑肠外营养）；年龄小于3个月的婴儿不能耐受高渗性肠内营养（可考虑等渗的婴儿肠内营养）等。

3.肠内营养支持的并发症

如恶心、呕吐、腹泻、腹胀、胃排空延迟、便秘等胃肠道并发症；血糖紊乱，水、电解质与微量元素失衡（高渗性脱水、高钾血症、低钾血症、低钠血症，血清镁、铜、锌失衡），必需脂肪酸及脂溶性维生素缺乏，肝功能异常，高碳酸血症等代谢性并发症；喂养管可引起黏膜损伤、管道堵塞、导管不能拔出等机械性并发症；此外，还可出现吸入性肺炎、营养液及管道被污染所致的感染性并发症等。

4.肠内营养支持的监测

如喂养管的位置；胃肠耐受性（营养液的渗透压、输注速度、营养液的配方、营养液是否被细菌污染、是否存在胃潴留等）；患者的代谢状态（液体出入量、血糖、血脂、肝肾功能、电解质、尿糖、酮体等）；患者营养状况（体重变化、肱三头肌皮褶厚度、上臂围、握力、血清白蛋白、转铁蛋白、前白蛋白、血红蛋白、氮平衡）等。

三、技能训练

（一）操作过程

1.肠内营养配制室的基本工作制度

（1）肠内营养配制室负责肠内营养制剂的配制工作。

（2）工作人员应做好个人卫生，进出肠内营养配制室时应更衣，使用一次性无菌衣帽，清洁双手或使用无菌手套进行操作。

（3）营养技师或营养护士应执行"四查十对"制度，根据营养治疗医嘱配制肠内营养制剂，仪器设备的使用应遵守有关规范。

（4）肠内营养制剂的配制应遵守食品卫生和安全的要求，实行留样制度。配制好的肠内营养制剂应分装入专用消毒过的容器中。

（5）营养师应遵守营养治疗核对制度，对配制好的肠内营养制剂的质量、发放对象检查确认后方可分发。

（6）肠内营养制剂的分发应有交接制度，包括交接双方签名并注明日期。分发至各病区肠内营养制剂的数量及配制时间应有记录等。

（7）营养师应根据药品、食品等管理规范进行营养治疗产品的管理和储存，执行空气、物品清洁消毒规范，注意仪器设备的维护与保养。

2.肠内营养配制室的基本要求

肠内营养配制室一般要求总面积不低于60m²，室内墙壁为白色瓷砖，地面耐磨、防滑、防静电，分为刷洗消毒区、配制区、制熟区、发放区。肠内营养配制室的流程布局：刷洗消毒区→配制区→制熟区→发放区，其中配制区为组合式30万级净化区，有条件的医院要求可按GMP要求建立面积在60m²以上的10万级净化区。肠内营养配制室需要配备空气消毒设备、降温设备、匀浆机（胶体磨）捣碎机、微波炉（电磁炉）、冰箱、保鲜柜、操作台（净化工作台）、药品柜、蒸锅、计量仪器以及相应的天平、搅拌、量杯等设备，有条件的可配备全自动封装机等设备。

3.肠内营养配制操作流程

二次更衣戴好帽子后洗手→取出清洁用具→原料称重→配制。

容器内倒入适量蒸馏水（或温开水）→加入营养原料→搅拌→稀释至所需浓度→过筛→分装→贴上标志→备用。

（二）注意事项

（1）肠内营养配制应在单独的配制室内进行，配制室要与污染源隔离，要有降温设备和保鲜柜以及相应的天平、搅拌、量杯等用具。每日工作结束后室内应进行空气消毒。

（2）进入配制室应进行二次更衣操作人员应戴好帽子、口罩，清洁双手，有条件时应戴上一次性手套进行配制。

（3）配制人员按照营养处方要求正确配制。

（4）配制好的营养液应分装成所需的量，写明床号、日期和处方编号，分发给配餐员或放入保鲜柜内备用。

（5）营养液装入一次性容器或经过清洗消毒的容器内。

（6）所配营养液应在24小时内用完。

（7）每次配制结束后进行场地清洁消毒，每日用紫外线进行室内消毒。

（8）批量配制的每批产品应注明日期，留样备查。

/// 课后作业 ///

请独立完成一次肠内营养制剂的配制操作。

/// 目标检测 ///

1.下列选项中可以选择肠内营养的是（　　　　）。

  A.咀嚼困难或吞咽困难患者   B.肠梗阻患者

  C.严重应激状态   D.小于3月龄婴儿

  E.胃肠瘘

2.对于不能经口摄取自然食物，但胃肠道功能良好的外科患者，首选的营养治疗方式是（　　　　）。

  A.外周静脉营养   B.管饲营养   C.中心静脉营养

  D.静脉常规营养   E.锁骨下静脉营养

3.需短期肠内营养、胃肠功能较好的患者适于（　　　　）。

  A.空肠造瘘   B.经鼻胃管   C.胃造瘘

  D.经鼻空肠管   E.经鼻十二指肠管

4.需长时期肠内营养、胃肠功能较好的患者适于（　　　　）。

  A.空肠造瘘   B.经鼻胃管   C.胃造瘘

  D.经鼻空肠管   E.经鼻十二指肠管

5.胃肠内营养支持不适用于（　　　　）。

  A.因手术而无法经口腔正常进食的患者

  B.昏迷的患者

  C.严重烧伤的患者

  D.吞咽困难的患者

  E.急性肠梗阻的患者

6.下列不属于肠内营养禁忌证的是（　　　　）。

  A.症状明显的糖尿病患者   B.胃部分切除患者

  C.肠广泛切除的患者   D.急性胰腺炎的急性期

  E.肝功能衰竭患者

7.经鼻胃管营养常见的并发症包括（　　　　）。

  A.糖代谢紊乱   B.气胸   C.电解质紊乱

  D.吸入性肺炎   E.肝损害

8.肠内营养治疗时，下列因素与引起高血糖症无关的是（　　　）。

  A.突然停止肠内营养   B.营养液输注速度过快

  C.外源性胰岛素供应不足   D.内源性胰岛素生成不足

  E.肾功能不全

9.肠内营养的并发症包括（　　　）。

  A.气胸   B.血肿形成   C.高糖血症

  D.感染性休克   E.胆道系统疾病

10.与肠外营养支持相比，肠内营养支持最大的优越性在于（　　　）。

  A.费用低廉

  B.营养素的吸收更符合生理

  C.操作方便

  D.营养素的利用更符合生理

  E.有助于维持肠黏膜结构和屏障功能的完整性

11.下列不属于肠内营养制剂的是（　　　）。

  A.匀浆膳   B.要素膳

  C.脂肪乳剂   D.蛋白质组件

  E.先天性氨基酸代谢缺陷症专用膳

12.除谷氨酰胺外，肠内营养制剂还有（　　　）。

  A.中链甘油三酯   B.复方氨基酸   C.维生素 B_1

  D.维生素C   E.微量元素

13.对伴有肺功能损害的外科患者使用肠内营养治疗，应减少（　　　）。

  A.总能量摄入   B.脂肪供能量比例   C.糖类供能量比例

  D.微量元素摄入   E.蛋白质摄入量

14.管饲营养的置管方式不包括（　　　）

  A.经鼻–胃置管   B.外周静脉置管   C.鼻–十二指肠置管

  D.空肠造瘘置管   E.经颈食管造瘘置管

15.下列患者进行肠内营养支持时营养液能够一次性投给的是（　　　）。

  A.危重患者

  B.喂养管尖端位于胃内及胃功能良好的患者

  C.十二指肠近端喂养的患者

  D.空肠近端喂养的患者

  E.空肠造口喂养患者

任务三 开展高血压患者的营养治疗

////// **学习目标** //////

1. 能准确描述高血压、单纯性收缩期高血压等关键概念。
2. 能熟悉开展高血压患者营养治疗的工作程序。
3. 能初步开展高血压患者的营养治疗。

一、关键概念

1. 高血压

高血压指在未使用降压药物的情况下，非同日3次测量血压，以体循环动脉血压增高［收缩压≥140mmHg和（或）舒张压≥90mmHg］为主要特征，可伴有心、脑、肾等器官的功能或器质性损害的临床综合征。

2. 单纯性收缩期高血压

收缩压≥140mmHg和舒张压<90mmHg为单纯性收缩期高血压。

二、基本知识

1. 疾病概要

血压分类水平和定义见表2-4。

表2-4 血压分类水平和定义

类别	收缩压（mmHg）		舒张压（mmHg）
正常血压	<120	和	<80
正常高值血压	120~139	和（或）	80~89
高血压	≥140	和（或）	≥90
1级高血压（轻度）	140~159	和（或）	90~99
2级高血压（中度）	160~179	和（或）	100~109
3级高血压（重度）	≥180	和（或）	≥110
单纯收缩期高血压	≥140	和	<90

注：当收缩压和舒张压分属于不同级别时，以较高的级别为准。

高血压一般分为原发性高血压（90%以上）、继发性高血压；目前高血压病的病因不甚明确，体重因素是其独立的危险因素，患病风险是体重正常者的2~3倍，其他危险因素有长期多盐、多脂、低钙、低钾、低蛋白质、吸烟、过量饮酒、不良生活方式、不健康的精神情绪、疾病因素等。

2.高血压与膳食营养的关系

限制食盐的摄入可改善高血压；肥胖是高血压的独立危险因素；不同来源的蛋白质对血压的影响不同，富含精氨酸、酪氨酸、色氨酸、蛋氨酸、谷氨酸的蛋白质可降低血压（大豆蛋白富含精氨酸、钙、镁、钾，可辅助降血压）；脂肪总量、饱和脂肪酸、胆固醇摄入过多将导致肥胖症、高血压，高脂肪、高胆固醇膳食可导致动脉粥样硬化；维生素C、B族维生素可改善脂质代谢、血管结构和功能，茶叶、茶碱、黄嘌呤可利尿降压；钾可扩张血管、增加尿钠排出，钙可增加钠排出、降低对钠敏感个体血压，镁可降低外周血管阻力；膳食纤维可减少脂肪吸收、减少能量摄入、减轻体重；酒精对高血压的影响尚无确切结论。

3.营养治疗原则

高血压患者每天的进食量要适当，以保持适宜的体重；每日食盐摄入量不超过5g，推荐低盐膳食和高钾膳食，适当增加钙和镁的摄入量，戒酒，每天摄入充足的膳食纤维和维生素；在食物的选择上，遵循食物多样化及平衡膳食的原则，尽量减少摄入富含油脂和精制糖的食物，限量食用烹调油；在饮食习惯上，进食应规律，不宜过饱，也不宜漏餐。

（1）能量　体重正常者，每天能量的摄入可按每千克体重25~30kcal计算；超重和肥胖者除适当增加体力活动外，应适当减少每天的能量的摄入；减少能量的方法是每天比以原来摄入的能量减少300~500kcal。

（2）营养素　参考表2-5。

表2-5　高血压患者的营养素摄入量推荐

营养素名称	每日推荐摄入量
蛋白质	体重正常者：占总能量12%~15%；超重、肥胖者：占总能量15%~20%
脂肪	≤总能量的30%
饱和脂肪酸	<总能量的7%
多不饱和脂肪酸	<总能量的10%
单不饱和脂肪酸	占总能量的10%左右
反式脂肪酸	<总能量的2%
胆固醇	不超过300mg/d，如合并高胆固醇血症，每日胆固醇摄入量少于200mg/d
碳水化合物	占总能量55%~65%
膳食纤维	不少于14g/4200kJ（1000kcal/d）

续表

营养素名称	每日推荐摄入量
钠	<2000mg（相当于食盐5g）
钾	>2500mg（相当于氯化钾4.75g）
钙	800~1000mg
镁	350~500mg
维生素C	100~150mg
维生素D	5~10μg（200~400IU）
烟酸	10~20mg

高血压患者的食物选择：增加全谷类和薯类食的摄入，粗细搭配；选择鱼、虾、禽、蛋和瘦肉类食品，每日摄入鱼虾类25~50g，禽肉25~50g，蛋类25~50g，畜肉类25~50g，少食用或不食用高钠盐、高脂肪、高胆固醇的动物性食品，优先选择脱脂或低脂牛奶、酸奶，推荐每日摄入奶类200~300g；每日适量食用豆制品，如豆干每日50g；每日蔬菜摄入量为500g，至少3个品种，最好5个品种以上，蔬菜中要有深色蔬菜、叶类蔬菜，推荐食用富钾蔬菜；水果摄入量至少200g，每天至少1个品种，最好2个品种以上；可适量食用坚果，每周50g左右；优先选择富含单不饱和脂肪酸的橄榄油、菜籽油、茶籽油以及含多不饱和脂肪酸的大豆油、玉米油、花生油等；不宜饮酒，尽量戒酒；不宜饮用含糖饮料和碳酸饮料，可适量饮用白开水、茶水（红茶和绿茶）、矿泉水、低糖或无糖的水果汁和蔬菜汁，保证摄入充足的水分。推荐的高血压患者每日食物的种类和摄入量见表2-6。

表2-6 推荐的高血压患者每日食物的种类和摄入量

能量 kJ（kcal）	食物种类和重量（g）							
	谷类	鱼禽虾肉	蛋类	奶类	豆制品	蔬菜	水果	植物油
4620（1100）	125	50	50	250	25	500	200	10
5040（1200）	140	50	50	250	25	500	200	15
5460（1300）	150	75	50	250	25	500	200	15
5880（1400）	175	75	50	250	25	500	200	20
6300（1500）	200	75	50	250	25	500	200	20
6720（1600）	200	90	50	250	25	500	200	25
7140（1700）	225	90	50	250	25	500	200	25
7560（1800）	250	100	50	250	25	500	200	25
7980（1900）	275	100	50	250	25	500	200	25

续表

能量 kJ（kcal）	食物种类和重量（g）							
	谷类	鱼禽虾肉	蛋类	奶类	豆制品	蔬菜	水果	植物油
8400（2000）	300	100	50	250	25	500	200	30

适用于成年轻、中等体力活动者；全天食盐使用量控制在5g以内。

以上数据来源于《中国成人超重和肥胖症预防与控制指南2003》。

以豆腐干计，其他豆制品按水分含量折算，25g豆制品=50g豆腐干=50g素什锦=65g北豆腐=120g南豆腐。

三、技能训练

（一）操作过程

1.询问病史

询问膳食脂肪、食盐、酒摄入量、吸烟支数、体力活动量以及体重变化等情况。

2.人体测量与体型判断

测量身高、体重；计算体质指数（BMI）并判断体型；测量肱三头肌皮褶厚度；计算上臂肌围；测量血压。

3.查看化验单

血生化（钾、空腹血糖、总胆固醇、甘油三酯、高密度脂蛋白胆固醇、低密度脂蛋白胆固醇、尿酸、肌酐）；全血细胞计数、血红蛋白、血细胞比容；尿液分析（蛋白、糖、尿沉渣镜检）；餐后2小时血糖（当空腹血糖≥6.1mmol/L时测定）、血同型半胱氨酸、尿白蛋白定量（糖尿病患者必查项目）、尿蛋白定量（用于尿常规检查蛋白阳性者）等。

4.评定营养状况

可使用NRS 2002进行营养风险筛查，具体方法见项目一任务一。

5.根据营养状况，制订营养治疗方案

（1）计算能量的需要量　根据体型判断（需要身高、体重的数据），根据劳动强度计算全天所需能量。

（2）确定全天所需食物的重量和数量　根据以上步骤确定的能量，查表（推荐的高血压患者每日食物的种类和摄入量），即可得到全天所需食物的重量和数量。

（3）营养支持方法　多食用能保护血管，具有降血压、降血脂作用的食物。具有降血压作用的食物，如芹菜、胡萝卜、番茄、荸荠、黄瓜、木耳、海带、香蕉等；具有降血脂作用的食物，如山楂、大蒜以及香菇、平菇、蘑菇、黑木耳、银耳等蕈类。多食用富含钙的食物，如乳类及其制品、豆类及其制品、鱼、虾等；增加摄入富含维生素的新鲜蔬菜、水果，如青菜、小白菜、芹菜叶、大枣、猕猴桃、苹果等。

限制能量过高的食物，尤其是动物油脂或油炸食物，清淡饮食有利于高血压防

治，油腻食物过量易导致消化不良，还可引发猝死；限制过咸的食物，如腌制品、蛤贝类、虾米、松花蛋、含钠量高的绿叶蔬菜等；高血压患者宜少量多餐，每天4~5餐为宜，避免过饱；忌烟、酒、浓茶、咖啡以及辛辣刺激性食品。

（二）注意事项

（1）高血压合并水肿、肾功能不全等患者适用无盐膳食；高血压危象或合并心衰等患者适用低钠膳食，且应适当注意限制水分的摄入。无盐膳食和低钠膳食以及水的限制量需遵循临床医师和（或）营养师的指导。

（2）高血压患者合并高尿酸血症或痛风时，除遵循以上膳食原则外，还要限制富含嘌呤的食物。

（3）高血压患者服用华法林等抗凝药物治疗时，需适当限制富含维生素K的食物。

（4）高血压患者合并糖尿病、慢性肾脏病变以及妊娠高血压和儿童高血压患者，应听从临床医生和（或）营养师的指导意见。

//// **课后作业** ////

患者，男性，55岁，因"头晕1周"入院。

病史：患者为公司领导，自诉血压升高6年，血压最高时达到165/98mmHg；有高甘油三酯血症病史10年，血脂波动在2~3mmol/L；近10年来体重比较稳定。患者经常出差，饮食不规律，应酬较多，饮酒量大，每次约饮白酒250ml，每周3~4次，每日主食300~400g，各种肉类250~500g，蔬菜摄入较少；作息不规律，经常晚睡晚起，每日运动量仅相当于步行4000~5000步。

体格检查：身高170cm，体重82kg，腰围96cm。T 36.6℃，P 85次/分，R 20次/分，BP 177/116mmHg，神志清楚，查体合作，颈静脉无怒张，双肺呼吸音清，未闻及干湿啰音，心律齐，未闻及杂音。腹软，无压痛、反跳痛及肌紧张，双下肢无水肿。

实验室检查：白细胞7.0×10^9/L，中性粒细胞比率51.0%，红细胞5.18×10^{12}/L，血红蛋白167g/L，血小板174×10^9/L，血钾4.09mmol/L，血钠139.0mmol/L，血尿素3.90mmol/L，血肌酐86μmol/L，糖化血红蛋白6.1%，血浆总蛋白66.9g/L。

拟诊断：原发性高血压。

请根据以上病例，制订出营养治疗方案。

//// **目标检测** ////

1.原发性高血压的诊断标准是（　　　）。

　　A.收缩压≥18.7kPa（140mmHg）和（或）舒张压≥12.0kPa（90mmHg）

　　B.收缩压≥20.0kPa（150mmHg）和（或）舒张压≥12.7kPa（95mmHg）

    C.收缩压≥20.0kPa（150mmHg）和（或）舒张压≥12.0kPa（90mmHg）

    D.收缩压≥21.3kPa（160mmHg）和（或）舒张压正常

    E.舒张压≥13.3kPa（100mmHg）和（或）收缩压正常

2.饮食因素与血压呈明显正相关的是（　　　　）。

    A.高脂肪　　　　　　　　　　　　B.高纤维素

    C.高钠、低钾、低钙饮食　　　　　D.高钾、低钠、高钙饮食

    E.高蛋白质、高膳食纤维饮食

3.体重正常的高血压患者，饮食治疗应选用（　　　　）。

    A.低能量低盐饮食　　　　　　　　B.低能量低脂饮食

    C.低脂低胆固醇饮食　　　　　　　D.低钾高镁饮食

    E.低盐低脂高钾饮食

4.高血压患者最常见、最危险的急性致命性合并症是（　　　　）。

    A.肾衰竭　　　　　　B.心力衰竭　　　　　　C.脑出血

    D.肺功能衰竭　　　　E.下肢坏疽

5.下列膳食有助于控制高血压的是（　　　　）。

    A.低钾低钠膳食　　　B.低钾高钠膳食　　　　C.高钾低钠膳食

    D.低镁低钙膳食　　　E.高钾高钠膳食

6.高血压饮食的禁忌有（　　　　）。

    A.腌制品、浓茶、咖啡　B.牛奶、鱼、虾　　　　C.豆制品

    D.芹菜、胡萝卜　　　　E.银耳、木耳

7.为预防高血压，每天盐的摄入量应限制在（　　　　）。

    A.5g以下　　　　　　B.10g以下　　　　　　C.14g以下

    D.20g以下　　　　　　E.25g以下

8.关于高血压营养治疗原则，描述不正确的是（　　　　）。

    A.适量控制膳食总能量　　　　　　B.控制食盐的摄入量

    C.降低脂肪和胆固醇的摄入　　　　D.增加蛋白质的供给

    E.补充维生素

9.某高血压患者在开展营养治疗时，选择的营养素中错误的是（　　　　）。

    A.如果是肥胖的高血压者，每周应减轻体重1~1.5kg

    B.按每千克体重补给1g的蛋白质，选优质蛋白质、植物蛋白质占50%

    C.进食碳水化合物没有限制，单糖、双糖、多糖都可以

    D.为了控制钠的量，每天食盐的摄入量以2~5g为宜

    E.戒酒、喝茶，补充维生素C

10.患者，男性，56岁，肥胖，有饮酒嗜好，经常患肺部和泌尿系感染，查体：血压160/100mmHg，空腹血糖7.6mmol/L，甘油三酯2.9mmol/L，B超诊断中度脂肪肝。关于肥胖引起高血压的机制，描述错误的是（　　　　）。

A.对钠的敏感性增强　　B.产生胰岛素抵抗　　C.肥胖基因编码错误

D.心排血量增加　　　E.肾上腺素能活性增高

11.患者，男性，56岁，肥胖，有饮酒嗜好，经常患肺部和泌尿系感染，查体：血压160/100mmHg，空腹血糖7.6mmol/L，甘油三酯2.9mmol/L，B超诊断中度脂肪肝。该患者反复患感染性疾病应考虑（　　）。

A.慢性阻塞性肺病　　B.蛋白质营养不良　　C.肾盂肾炎

D.心肾综合征　　　E.糖尿病

12.患者，男性，56岁，肥胖，有饮酒嗜好，经常患肺部和泌尿系感染，查体：血压160/100mmHg，空腹血糖7.6mmol/L，甘油三酯2.9mmol/L，B超诊断中度脂肪肝。乙醇引起脂肪肝的机制是（　　）。

A.乙醇降低脂肪酶活性，肝内脂肪合成增加

B.乙醇代谢产物乙醛加速，脂肪向肝细胞内积聚

C.反复感染引起脏器脂肪变

D.营养不良

E.肝细胞摄取脂肪增强

13.患者烦躁、精力不易集中并容易出现疲劳。有高血压家族史，临床检查发现：收缩压185mmHg，舒张压110mmHg，血清总胆固醇5.2mmol/L，而甘油三酯1.60mmol/L。最适当的治疗是（　　）。

A.饮食调节　　　B.降低体重　　　C.升压药

D.降脂药　　　E.降压药配合饮食治疗

14.患者烦躁、精力不易集中并容易出现疲劳。有高血压家族史，临床检查发现：收缩压185mmHg，舒张压110mmHg，血清总胆固醇5.2mmol/L，而甘油三酯1.60mmol/L。饮食治疗应（　　）。

A.限制胆固醇，限制膳食纤维

B.严格限制总能量摄入

C.限制总能量，限制不饱和脂肪酸

D.限制脂肪，限制盐，补充维生素和矿物质

E.限制总能量，限制蛋白质

15.患者烦躁、精力不易集中并容易出现疲劳。有高血压家族史，临床检查发现：收缩压185mmHg，舒张压110mmHg，血清总胆固醇5.2mmol/L，而甘油三酯1.60mmol/L。饮食应禁忌（　　）。

A.咖啡　　B.茄子　　　C.牛奶　　　D.韭菜　　　E.鱼

任务四　开展高脂血症患者的营养治疗

///// **学习目标** /////

1.能准确描述血脂、脂蛋白/血浆脂蛋白等关键概念。
2.能熟悉开展高脂血症患者营养治疗的工作程序。
3.能初步开展高脂血症患者的营养治疗。

一、关键概念

1.血脂
血脂是血清中的胆固醇、甘油三酯和类脂的总称。

2.脂蛋白/血浆脂蛋白
脂蛋白/血浆脂蛋白是一类由富含固醇脂、甘油三酯的疏水性内核和由蛋白质、磷脂、胆固醇等组成的外壳构成的球状微粒。

二、基本知识

1.疾病概要
（1）高脂血症　也称血脂异常，泛指血浆中各种血脂异常，如高胆固醇血症、高甘油三酯血症、混合型高脂血症、低高密度脂蛋白血症。

（2）血浆脂蛋白　一般包括乳糜微粒（CM）、极低密度脂蛋白（VLDL）、中密度脂蛋白（IDL）、低密度脂蛋白（LDL）、高密度脂蛋白（HDL）、脂蛋白（a）[Lp（a）]等。

（3）乳糜微粒　来自膳食脂肪，可将甘油三酯和胆固醇从小肠运到肝外代谢和利用，约12小时后可从血液中清除；乳糜微粒不能进入动脉壁内，与动脉粥样硬化无关。

（4）极低密度脂蛋白　由肝脏合成，富含甘油三酯；极低密度脂蛋白升高是冠心病的危险因素，相伴的是高密度脂蛋白降低。

（5）中密度脂蛋白　是极低密度脂蛋白向低密度脂蛋白转化的中间脂蛋白，是动脉硬化的危险因素。

（6）低密度脂蛋白　由肝脏转化或直接合成，低密度脂蛋白主要转运内源性胆固醇，是动脉粥样硬化的强危险因素。

（7）高密度脂蛋白　由小肠和肝脏合成，可将动脉壁内的胆固醇转运到肝脏，具有抗氧化、修复血管内膜的作用，是心血管的保护因子。

血浆脂蛋白的组成与功能见表2-7。

表2-7 血浆脂蛋白的组成与功能

种类	组成（%）				来源和功能
	甘油三酯	胆固醇	磷脂	蛋白质	
乳糜微粒（CM）	80~95	5	5~7	2	小肠合成，转运食物来源的甘油三酯到骨骼肌和脂肪细胞
极低密度脂蛋白（VLDL）	50~70	10	15	10	肝脏合成和分泌，从肝脏转运甘油三酯到脂肪组织
中密度脂蛋白（IDL）	40	30	20	10	血液循环，来源于VLDL
低密度脂蛋白（LDL）	10	50	20	25	来源于肝脏，由VLDL转运甘油三酯后生成，转运胆固醇到外周组织
高密度脂蛋白（HDL）	5	20	25	50	由肝脏、小肠合成，将外周组织的胆固醇转运至肝脏

血脂水平分层标准参考表2-8。

表2-8 血脂水平分层标准

分层	胆固醇（TC）	低密度脂蛋白胆固醇（LDL-C）	高密度脂蛋白胆固醇（HDL-C）	甘油三酯（TG）
合适范围	<5.18mmol/L（200mg/dl）	<3.37mmol/L（130mg/dl）	≥1.04mmol/L（40mg/dl）	<1.70mmol/L（150mg/dl）
边缘升高	5.18~6.19mmol/L（200~239mg/dl）	3.37~4.12mmol/L（130~159mg/dl）		1.70~2.25mmol/L（150~199mg/dl）
升高	≥6.22mmol/L（240mg/dl）	≥4.14mmol/L（160mg/dl）	≥1.55mmol/L（60mg/dl）	≥2.26mmol/L（200mg/dl）
降低			<1.04mmol/L（40mg/dl）	

2.高脂血症与膳食营养的关系

（1）膳食脂肪和脂肪酸　膳食总脂肪升高TC（主要因素）；饱和脂肪酸升高血浆TC、LDL-C；单不饱和脂肪酸降低TC、LDL-C，升高HDL-C；亚油酸、α-亚麻酸降低TC、LDL-C，不升高TG；亚油酸（大量）降低HDL-C；EPA、DHA降低TG，升高LDL-C；反式脂肪酸升高TC、LDL-C、脂蛋白（a），降低HDL-C。

（2）膳食碳水化合物　过多摄入碳水化合物（特别是双糖、单糖）升高VLDL、TG、TC、LDL-C；高碳水化合物降低HDL-C；膳食纤维降低TC、LDL-C。

（3）微量元素　镁保护心血管系统、降低胆固醇、降低冠状动脉张力、增加冠状动脉血流量；缺钙升高TC、TG；缺锌血脂代谢异常；缺铬升高TC，降低HDL-C。

（4）维生素　维生素C降低TC，促进胆固醇降解转变为胆汁酸，降低VLDL、TG；维生素E降低胆固醇，参与胆固醇分解酶的活性，促进胆固醇转运和排泄。

（5）饮酒　升高HDL-C，同时也升高TG。

3.营养治疗原则

（1）单纯性高甘油三酯血症　限制总能量摄入；尽可能不食单双糖（蔗糖、果糖、水果糖、蜂蜜、含糖点心、食物均不加糖）；限制胆固醇<300mg/d，每周可进食鸡蛋3只；蛋白质适当补充（豆类及其制品、瘦肉、去皮鸡鸭，适当鱼类）。

（2）单纯性高胆固醇血症　限制胆固醇摄入（轻度增高者<300mg/d，中度和重度增高者<200mg/d）；限制动物脂肪，适当增加植物油；多食新鲜蔬菜、瓜果（多食降胆固醇食物，如洋葱、大蒜、苜蓿、大豆类）。

（3）胆固醇及高甘油三酯血症（混合型高脂血症）　控制能量（体重降低并维持在标准体重范围）；限制胆固醇摄入（<200mg/d）；禁食高胆固醇食物；禁忌蔗糖、果糖、甜点心、蜂蜜等单双糖食品。

三、技能训练

（一）操作过程

1.询问病史

询问高脂血症病史，包括发病年限、服用降脂药物情况；饮食情况，食物摄入频率调查（近2~3个月）。

2.人体测量与体型判断

测量身高、体重、腰围；计算理想体重：理想体重=身高（cm）-105；计算体质指数（BMI）并判断体型。

3.查看化验单

血脂：胆固醇（TC）、甘油三酯（TG）、高密度脂蛋白（HDL）、低密度脂蛋白（LDL）等。

4.评定营养状况

可使用NRS 2002进行营养风险筛查，具体方法见本书学习项目一任务一。

5.根据营养状况，制订营养治疗方案

根据以上病史、化验检查、测算项目及降血脂的目标，制订营养治疗方案。

（1）高甘油三酯血症营养治疗

1）判断血脂异常的类型及对心血管危险的等级。

2）计算患者营养素的摄入量：控制总能量，超重或肥胖者需减轻体重，能量摄

入以达到或靠近理想体重 ±5% 为宜；蛋白质供能比占总热能 15%~17%；脂肪占总热能 27%~30%，其中饱和脂肪酸：单不饱和脂肪脂肪酸：多不饱和脂肪酸 =1：1.5：1；碳水化合物占总热能 53%~58%（严格控制葡萄糖、蔗糖及其制品摄入）；从丰富的蔬菜、水果、杂粮及薯类中补充膳食纤维；从丰富的蔬菜、水果中补充维生素 C 和 B 族维生素。

3）营养咨询与营养教育：指导纠正不良习惯，建立起良好生活方式；每日食盐摄入量不超过 5g；每日食用油摄入量 25~30g；饮茶，每日饮茶 6g 左右；戒烟；坚持每日运动，相当于中速步行每日 6000~10000 步；定期（3~6 个月）复查血脂、血压，根据病情变化，及时调整饮食，配合药物治疗，以达到有效的控制血脂，同时满足机体营养需要。

4）疗效评估：超重或肥胖患者每月减重 2kg 左右较适宜；每 4~12 周检测血甘油三酯水平，如能达到治疗目标，保持饮食治疗方案，如不能达到目标，在饮食调整的基础上增加降脂药物，以达到降低血脂的目标值，以后长期进入监测计划，定期复查检测血甘油三酯水平，以期达到患者应达到的合理目标。

（2）高胆固醇血症营养治疗

1）判断血脂异常的类型及对心血管危险的等级，将血清 LDL-C 作为降低胆固醇治疗的主要目标。

2）计算患者营养素的摄入量：无冠心病患者从第一级饮食治疗方案开始。

第一级饮食治疗方案：控制能量摄入以达到或靠近理想体重；蛋白质供能比占总热能 10%~20%；碳水化合物占总热能 50%~60%；脂肪 < 总热能 30%；饱和脂肪酸占总热能 8%~10%；单不饱和脂肪酸占总热能 10%~15%；多不饱和脂肪酸占总热能 7%~10%；胆固醇摄入按照 300mg/d。

4~12 周后测血胆固醇及低密度脂蛋白，如能达到治疗目标，可长期进入监测计划；如第一级饮食治疗方案未达标，开始实施第二级饮食治疗方案。

第二级饮食治疗方案：控制能量摄入以达到或靠近理想体重；蛋白质供能比占总热能 10%~20%；碳水化合物占总热能 50%~60%；脂肪 < 总热能 30%；饱和脂肪酸占总热能 7%；单不饱和脂肪酸占总热能 10%~15%；多不饱和脂肪酸占总热能 7%~10%；胆固醇摄入控制在 200mg/d 以内。

3）营养咨询与营养教育：同高甘油三酯血症营养治疗。

4）疗效评估：进行血脂监测，如能达到治疗目标，保持饮食治疗方案，并长期进入监测计划；如第二级饮食方案未达标，则需要减肥；如仍未达标，可用降脂药；超重或肥胖患者每月减重 2kg 左右较适宜，以后长期进入监测计划，定期复查检测血胆固醇及低密度脂蛋白水平，以期达到患者应达到的合理目标。

已患冠心病或动脉硬化症患者饮食治疗用第二级方案，如能达治疗目标，可维持此方案，否则需要考虑结合药物治疗。

（二）注意事项

（1）需要准确判断高脂血症患者血脂异常的类型及对心血管的危险等级。

（2）遵循个体化原则，根据病情的变化，适时调整营养治疗方案。

//// **课后作业** ////

患者，女性，57岁。患者既往有高脂血症病史10年，冠心病病史3年。

体格检查：身高160cm，体重67kg，BMI 26.1kg/m²，腰围96cm。

辅助检查：血总胆固醇7.23mmol/L，血甘油三酯1.53mmol/L，高密度脂蛋白1.00mmol/L，低密度脂蛋白4.59mmol/L，载脂蛋白A 10.89g/L，载脂蛋白B 0.71g/L，载脂蛋白E 3.16mg/L，脂蛋白（a）4.50mg/L，APOA/APOB 1.29。

肝功能：正常。

腹部超声：脂肪肝。

患者喜欢喝汤，经常吃快餐食品，尤其以油炸食品为主。蔬菜仅吃干煸、干锅的做法，进食速度快，基本10分钟之内就吃完。平时爱喝酒，饮酒已有十余年。由于工作的缘故，经常需要与客户在外吃饭，菜肴多为高油脂、低纤维膳食。工作繁忙经常加班，故也无暇运动。

拟诊断：高脂血症。

请根据以上病例，制订出营养治疗方案。

//// **目标检测** ////

1.关于血脂的主要成分，描述正确的是（　　）。

　A.甘油三酯、胆固醇、游离脂肪酸、磷脂、脂溶性维生素和固醇

　B.乳糜微粒、极低密度脂蛋白、低密度脂蛋白、中密度脂蛋白和高密度脂蛋白

　C.乳糜微粒、甘油三酯、胆固醇、游离脂肪酸

　D.极低密度脂蛋白、中密度脂蛋白、低密度脂蛋白和高密度脂蛋白

　E.甘油三酯、胆固醇、游离脂肪酸、磷脂和类固醇

2.关于单纯性高胆固醇血症营养治疗，描述正确的是（　　）。

　A.轻度增高者胆固醇<200mg/d

　B.限制动物脂肪，适当增加植物油，其比值达到0.5~1

　C.限制胆固醇，限制动物脂肪

　D.原则为限制总能量

　E.中度增高者胆固醇<100mg/d

3.血液中的脂肪必须与血液中的载脂蛋白结合成脂蛋白才能转运，下列脂蛋白中含甘油三酯约90%的是（　　　）。

A.极低密度脂蛋白　　　　B.乳糜微粒　　　　C.前白蛋白

D.低密度脂蛋白　　　　E.高密度脂蛋白

4.高胆固醇血症患者应选择的膳食种类是（　　　）。

A.少盐膳食　　　　B.高蛋白膳食　　　　C.高热能膳食

D.低蛋白膳食　　　　E.低胆固醇膳食

5.高脂血症营养治疗时，禁用的食物是（　　　）。

A.茄子　　　　B.大豆制品　　　　C.黑木耳

D.黄花鱼　　　　E.全脂奶油

6.高脂血症营养治疗时，可以选择的食物是（　　　）。

A.油酥甜点心　　　　B.猪肝　　　　C.巧克力

D.鱼子　　　　E.酸牛奶

7.关于高密度脂蛋白，描述错误的是（　　　）。

A.有抗氧化、修复血管内膜的作用

B.将肝脏内的胆固醇转运到外周组织进行代谢

C.将动脉壁内的胆固醇转运到肝脏进行代谢

D.在小肠和肝脏合成

E.是心血管的保护因子

8.下列属于胆固醇及甘油三酯血症饮食治疗的是（　　　）。

A.控制能量，降低体重

B.控制碳水化合物摄入，不必限制胆固醇摄入

C.限制胆固醇摄入量<300mg/d

D.限制总能量摄入，限制胆固醇摄入量<200mg/d

E.适当降低蔗糖、果糖、蜂蜜等单糖摄入

9.单纯高甘油三酯血症的营养治疗要点不包括（　　　）。

A.控制总能量　　　　B.每天胆固醇摄入量<300mg

C.糖类占总能量<60%　　　　D.增加膳食纤维

E.不食用单糖、双糖和甜食

10.单纯性甘油三酯增高营养治疗原则包括（　　　）。

A.限制总能量，限制胆固醇，限制蛋白质

B.限制总能量，限制胆固醇<300mg/d，适当补充蛋白质

C.限制总能量，限制胆固醇<200mg/d，限制蛋白质

D.限制脂肪，限制胆固醇<200mg/d，适当补充蛋白质

E.限制脂肪，限制胆固醇，限制蛋白质

11.关于碳水化合物与高脂血症，描述错误的是（　　　）。

　　A.膳食纤维有调节血脂的作用

　　B.过多摄入碳水化合物，可使血清胆固醇、甘油三酯升高

　　C.过多摄入双糖或单糖类，可使血清胆固醇、甘油三酯下降

　　D.高碳水化合物可使高密度脂蛋白下降

　　E.膳食纤维可降低血清胆固醇、低密度脂蛋白

12.患者，女性，58岁。身高158cm，体重75kg，眼睑黄斑瘤。近来偶常有头晕、嗜睡症状，检查结果：收缩压135mmHg，舒张压85mmHg，血清总胆固醇8.20mmol/L，而甘油三酯1.60mmol/L。该患者的饮食治疗原则为（　　　）。

　　A.控制总能量摄入，胆固醇<200mg/d

　　B.控制总能量摄入，胆固醇<300mg/d

　　C.控制盐，补充维生素和矿物质

　　D.限制不饱和脂肪酸

　　E.低盐、低脂肪、少食多餐

13.患者，女性，56岁，身高160cm，体重68kg，高血压病史16年，时有头晕、头痛等不适，一直服用降压药，化验检查血清胆固醇升高。对该患者的营养治疗原则是（　　　）。

　　A.低盐、低蛋白，控制体重　　　　　B.低脂、低盐，控制体重

　　C.低脂、限糖类，减轻体重　　　　　D.低盐、低胆固醇，控制体重

　　E.低脂、适量糖类，减轻体重

14.患者，女性，56岁，身高160cm，体重68kg，高血压病史16年，时有头晕、头痛等不适，一直服用降压药，化验检查血清胆固醇升高。以下食物不能选用的是（　　　）。

　　A.标准粉，豆腐，胡萝卜　　　　　　B.精制粉，蛋黄，椰子油

　　C.青菜，玉米，猪瘦肉　　　　　　　D.燕麦，紫菜，莴笋

　　E.茭白，标准粉，核桃仁

15.患者，女性，56岁，身高160cm，体重68kg，高血压病史16年，时有头晕、头痛等不适，一直服用降压药，化验检查血清胆固醇升高。食盐的摄入应控制在（　　　）。

　　A. 4g/d　　　　B. 10g/d　　　　C. 8g/d　　　　D. 5g/d　　　　E. 12g/d

任务五 开展糖尿病患者的营养治疗

//// **学习目标** ////

1.能准确描述葡萄糖、葡萄糖耐量因子（GTF）、血糖、血糖生成指数（GI）、血糖负荷（GL）、食物交换份、糖化血红蛋白（HbA1c）等关键概念。

2.能熟悉开展糖尿病患者营养治疗的工作程序。

3.能初步开展糖尿病患者的营养治疗。

一、关键概念

1.葡萄糖

葡萄糖是一种己醛糖，是自然界广泛存在的一种单糖。

2.葡萄糖耐量因子（GTF）

葡萄糖耐量因子是由烟酸、谷氨酸、甘氨酸、半胱氨酸与三价铬组成的络合物，具有增强胰岛素受体活性的作用。

3.血糖

血糖指血液中的葡萄糖。

4.血糖生成指数（GI）

血糖生成指数指进食含50g碳水化合物的食物后，2~3小时内的血糖曲线下面积相比空腹时的增幅除以进食50g葡萄糖后的相应增幅。通常定义GI<55%为低GI食物，GI为55%~70%为中GI食物，GI>70%为高GI食物。

5.血糖负荷（GL）

血糖负荷指100g重量的食物中可利用碳水化合物（g）与GI的乘积。GL>20为高GL食物，GI为10~20为中GL食物，GL<10为低GL食物。

6.食物交换份

食物交换份指将常见食物按照恒量营养素量划分成不同类别，同类食物在一定重量内所含的蛋白质、脂肪、碳水化合物的结构相近、产生能量也相近，食物间可以互换。

7.糖化血红蛋白（HbA1c）

糖化血红蛋白是人体血液中葡萄糖与血红蛋白结合而形成的一种稳定化合物，具有生物学变异性小、不易受血糖波动影响、无须空腹或特定时间取血、分析前不稳定性小等特点。糖化血红蛋白达标是糖尿病患者血糖控制目标，也是评价血糖管理活动方案的有效指标。

二、基本知识

1.疾病概要

糖尿病（DM）是由遗传因素、内分泌功能紊乱或膳食不平衡等各种致病因子作用，导致胰岛功能减退、胰岛素抵抗等而引发的糖、蛋白质、脂肪、水和电解质等一系列代谢紊乱的综合征。临床上以慢性高血糖为主要特点。分为1型糖尿病（T1DM）、2型糖尿病（T2DM）、妊娠糖尿病以及其他特殊类型糖尿病四种类型。

糖尿病的诊断标准：空腹血糖≥7.0（mmol/L）；餐后2小时血糖（口服葡萄糖75g）≥11.1（mmol/L）；随机血糖≥11.1（mmol/L）（随机血糖应在不同日再测一次）。具体诊断标准参考表2-9。

表2-9 血糖代谢异常的诊断

项目	静脉血糖（mmol/l）	
	空腹	餐后2小时（口服葡萄糖75g）
正常人	<6.1	<7.8
糖尿病	≥7.0	≥11.1（或随机血糖）
糖耐量减退（IGT）	<7.0	7.8~11.1
空腹血糖调节受损（IFG）	6.1~7.0	<7.8

糖尿病的典型临床表现为"三多一少"，即多饮、多尿、多食、体重下降；糖尿病可合并多种并发症，如皮肤感染、糖尿病酮症酸中毒、糖尿病非酮症性高渗性昏迷、糖尿病乳酸性酸中毒、低血糖、心血管与微血管病变、神经病变等。T1DM可出现VLDL升高、TG升高、HDL-C降低等；T2DM可出现TG升高、HDL-C降低、LDL-C正常或轻度升高、脂蛋白（a）升高、FFA升高等。

2.糖尿病与膳食营养的关系

肥胖（内脏型肥胖）、缺乏体力活动是糖尿病的两个重要危险因素；慢性高血糖可导致急性并发症、蛋白糖化、慢性并发症、胰岛β细胞功能损害、病情恶化；血脂异常引起β细胞功能进行性下降。

3.营养治疗原则

饮食治疗是治疗糖尿病最基本的方法。饮食治疗主要原则：合理控制总能量、三大产能营养素保持合理比例、食物多样化、合理食品交换、食谱设计科学、营养计划合理。

维持标准体重是能量供给的原则（治疗过程中尽可能接近或达到正常体重）。

（1）碳水化合物 供能比一般为50%~65%；尽量选择低GI的食物；限制高GI且碳水化合物含量高的食物。

（2）蛋白质 按照1.0g/（kg·d）、供能比为15%、动物性蛋白质占40%~50%的原则供给食物。过高蛋白质摄入将导致肾小球滤过压增高，最终引发糖尿病肾病（低蛋白饮食则明显减缓糖尿病肾病的发展）。

（3）脂肪 按照0.6~1.0g/（kg·d）、供能比为20%~30%的原则供给食物；严格限制动物性脂肪（鱼油除外）；植物性脂肪占脂肪总量40%以上（不饱和脂肪酸可促进胆固醇的代谢）；多不饱和脂肪酸不超过总能量10%；优先选用单不饱和脂肪酸；饱和脂肪酸不超过总能量7%；反式脂肪酸尽量减少；超重、肥胖的糖尿病患者宜低能量、低脂肪膳食，严格限制脂肪酸；胆固醇一般低于300mg/d，血胆固醇升高的糖尿病患者宜控制在200mg以下。

（4）膳食纤维 可溶性膳食纤维遇水后形成黏胶，有助于降低餐后血糖、胰岛素的水平、胆固醇；非溶性膳食纤维，可吸附水分、形成网络状，有助于降低餐后血糖、血脂，增加饱腹感，软化粪便；一般糖尿病患者建议每天摄入30g左右（过多会引起胃肠道反应）。

（5）维生素、微量元素 调节维生素和微量元素的平衡有利于纠正代谢紊乱，防治并发症；适当增加抗氧化的维生素（β-胡萝卜素、维生素E、维生素C）、B族维生素（维生素B_1、B_2、B_6、B_{12}、叶酸等）、微量元素（锌、铬$^{3+}$、硒、钒、镁）的摄入，避免钙、磷缺乏。

三、技能训练

（一）操作过程

1.询问病史

询问有无"三多一少"的症状；有无并发症（心脑血管、肾脏、眼、自主神经）；是否用降糖药等用药情况；食物摄入频率调查（近2~3个月）。

2.人体测量与体型判断

测量身高、体重、腰围；计算理想体重：理想体重=身高（cm）-105；计算体质指数（BMI）并判断体型。具体见表2-10。

表2-10 中国成人体重分类

	体重过低	体重正常	超重	肥胖
体质量指数（BMI）（kg/m²）	<18.5	18.5≤BMI<24	24≤BMI<28	≥28
腰围（cm）	男性		≥85	
	女性		≥80	

3.查看化验单

空腹血糖（FBS）；餐后2小时血糖（PBS）；糖化血红蛋白（HbA1c）；75g葡萄

糖耐量试验：血糖/胰岛素/C肽（0分钟、30分钟、60分钟、120分钟）；血脂［胆固醇（TC）、甘油三酯（TG）、高密度脂蛋白（HDL）、低密度脂蛋白（LDL）］；肝功能；肾功能；尿素氮（BUN）、肌酐（Cr）、尿酸（UA）；尿白蛋白；血压；眼底检查；超声心动图等。

4. 评定营养状况

可使用NRS 2002进行营养风险筛查，具体方法见本书学习项目一任务一。

5. 根据营养状况，制订营养治疗方案

热能供给根据体型、劳动强度制订，可参考表2-11。

表2-11 不同劳动强度、不同BMI的能量需要量

劳动强度	能量［kcal/kg·d］		
	体重过低	正常体重	超重/肥胖
重体力活动（如搬运工）	45~50	40	35
中体力活动（如电工安装）	40	30~35	30
轻体力活动（如坐式工作）	35	25~30	20~25
休息状态（如卧床）	25~30	20~25	15~20

注：根据我国提出体质指数（BMI）的评判标准，BMI<18.5为体重过低、18.5≤BMI<24.0为正常体重、24≤BMI<28为超重、≥28.0为肥胖。

三大产能营养素占总能量比例分别为：蛋白质10%~15%、脂肪不超过30%、碳水化合物50%~60%。

儿童T1DM：能量=1000kcal+100×（年龄-1）kcal；三大产能营养素的供能比分别为蛋白质20%、脂肪30%、碳水化合物50%。

各种食物的摄入量可按食物交换份获得。糖尿病膳食不同营养成分交换份分配见表2-12至表2-19。

表2-12 糖尿病膳食交换份分配表及营养素含量

能量		交换份数	食物种类和重量（g）								三大产能营养素（g）		
kJ	kcal		谷类	鱼禽虾肉	蛋类	豆制品	蔬菜	水果	奶	植物油	蛋白质	脂肪	碳水化合物
4598	1100	12	125	50	50	25	500	200	250	10	51.3	28.8	152
5016	1200	13	140	50	50	25	500	200	250	15	52.5	33.8	164
5434	1300	14.5	150	75	50	25	500	200	250	15	57.3	39	172
5852	1400	15.5	175	75	50	25	500	200	250	20	59.2	47	192
6270	1500	16.5	200	75	50	25	500	200	250	20	61.2	47.2	212

能量		交换份数	食物种类和重量（g）								三大产能营养素（g）		
kJ	kcal		谷类	鱼禽虾肉	蛋类	豆制品	蔬菜	水果	奶	植物油	蛋白质	脂肪	碳水化合物
6688	1600	17.5	200	90	50	25	500	200	250	25	63.9	54	212
7106	1700	19	225	90	50	25	500	200	250	25	65.9	54.2	232
7524	1800	20	250	100	50	25	500	200	250	25	69.7	55.4	252
7942	1900	21	275	100	50	25	500	200	250	25	71.7	55.6	272
8360	2000	22	300	100	50	25	500	200	250	30	73.7	60.8	292

表2-13 食物交换份表（食物分类与主要营养成分）

组别	类别	每份重量（g）	能量[kJ（kcal）]	蛋白质（g）	脂肪（g）	碳水化合物（g）	主要营养素
谷薯组	谷薯类	25	378（90）	2.0		20.0	碳水化合物、膳食纤维
菜果类	蔬菜类	500	378（90）	5.0	—	17.0	无机盐、维生素、膳食纤维
	水果类	200	378（90）	1.0	—	21.0	
肉蛋组	大豆类	25	378（90）	9.0	4.0	4.0	蛋白质、脂肪
	奶制品	160	378（90）	5.0	5.0	6.0	
	肉蛋类	50	378（90）	9.0	6.0		
油脂组	坚果类	15	378（90）	4.0	7.0	2.0	蛋白质、脂肪
	油脂类	10	378（90）	—	10.0		

表2-14 食物交换份表（主食类）

食品	重量（g）	食品	重量（g）
大米，小米，糯米，薏米	25	绿豆，红豆，芸豆，干豌豆	25
高粱米，玉米碴	25	干粉条，干莲子	25
面粉，米粉，玉米粉	25	油条，油饼，苏打饼干	25
混合面	25	烧饼，烙饼，馒头	35
燕麦面，莜麦面	25	咸面包，窝窝头，生面条，魔芋条	35
荞麦面，苦荞面	25	慈姑	35
各种挂面，龙须面	25	马铃薯，山药，藕，芋艿	75
通心粉	25	米饭	130
荸荠	150	凉粉	300

注：每份提供能量378kJ（90kcal），蛋白质2g，碳水化合物20g，脂肪可忽略不计。

表2-15　食物交换份表（乳类、豆类）

食品	重量（g）	食品	重量（g）
全脂奶粉	20	酸牛奶，淡全脂牛奶	150
豆浆粉，干黄豆	25	豆浆	400
脱脂奶粉	25	牛奶	245
嫩豆腐	150	北豆腐	100

注：每份提供能量378kJ（90kcal），蛋白质9g，碳水化合物4g，脂肪4g。

表2-16　食物交换份表（水果类）

食品	重量（g）	食品	重量（g）
西瓜	750	李子，杏	200
草莓，阳桃	300	葡萄，樱桃	200
鸭梨，杏，柠檬	250	橘子，橙子	200
柚子，枇杷	225	梨，桃，苹果	200
猕猴桃，菠萝	200	柿，香蕉，鲜荔枝	150

注：每份提供能量378kJ（90kcal），蛋白质1g，碳水化合物21g。

表2-17　食物交换份表（蔬菜类）

食品	重量（g）	食品	重量（g）
大白菜，圆白菜，菠菜，油菜	500	白萝卜，青椒，茭白	400
韭菜，茴香，茼蒿，鸡毛菜	500	冬笋，南瓜，花菜	350
芹菜，苤蓝，莴苣笋，油菜苔	500	鲜豇豆，扁豆，四季豆	250
西葫芦，西红柿，冬瓜，苦瓜	500	胡萝卜，蒜苗，洋葱	200
黄瓜，茄子，丝瓜，莴笋	500	山药，荸荠，凉薯	150
芥蓝菜，瓢儿菜，塌棵菜	500	芋头	100
空心菜，苋菜，龙须菜	500	毛豆，鲜豌豆	70
绿豆芽，鲜蘑，水浸海带	500	百合	50

注：每份提供能量378kJ（90kcal），蛋白质5g，碳水化合物17g。

表2-18 食物交换份表（肉类、蛋类）

食品	重量（g）	食品	重量（g）
热火腿，瘦香肠，肉松	20	鸭蛋，松花蛋（1枚，带壳）	60
肥瘦猪肉	25	鹌鹑蛋（6枚，带壳）	60
熟叉烧肉（无糖），午餐肉	35	鸡蛋清	150
熟酱牛肉，酱鸭，肉肠	35	带鱼，鲤鱼，甲鱼，比目鱼	80
瘦猪肉，牛肉，羊肉	50	大黄鱼，鳝鱼，黑鲢，鲫鱼	80
带骨排骨	70	河蚌，豆腐，豆腐脑	200
鸭肉，鸡肉，鹅肉	50	对虾，青虾，鲜贝，蛤蜊肉	100
兔肉	100	蟹肉，水浸鱿鱼，老豆腐	100
鸡蛋（1枚，带壳）	60	水浸海参	350

注：每份提供能量378kJ（90kcal），蛋白质9g，脂肪6g。

表2-19 食物交换份表（油脂类）

食品	重量（g）	食品	重量（g）
花生油，香油（1汤匙）	10	猪油	10
玉米油，菜籽油（1汤匙）	10	羊油	10
豆油（1汤匙）	10	牛油	10
红花油（1汤匙）	10	黄油	10
核桃仁	15	葵花子（带壳）	25
杏仁，芝麻酱，松子仁	15	西瓜子（带壳）	40
花生米	15		

注：每份提供能量378kJ（90kcal），脂肪10g。

6.营养咨询与营养教育

指导纠正不良生活方式（合理饮用酒精饮料、饮茶、戒烟等），根据患者的生活方式（作息时间、运动情况、饮食特点等）针对性地制订个性化营养处方并指导帮助其执行。

7.疗效评估

对2型糖尿病患者，尤其对超重及肥胖者，HbA1c<7%，无糖尿病并发症者可

以先采用单纯饮食调整及运动治疗，若4周后血糖控制在目标范围，则继续采用原饮食方案，并减轻体重（每月2~4kg）；若血糖控制不明显，则在饮食调整基础上加用降糖药物，并减轻体重，达到体重减至理想体重的±5%，以期达到糖尿病的控制目标。

对1型糖尿病以及合并并发症的患者，实施饮食调整并使用胰岛素及其他治疗并发症的药物，以期达到有效控制血糖，延缓并发症的发展。

对儿童糖尿病，应至少每年重新制订一个饮食方案，以保证儿童正常生长发育对营养的需要。

（二）注意事项

（1）在主食摄入中适量选用粗杂粮（荞麦、燕麦、玉米等），50~75g/d。

（2）蔬菜中叶菜（青菜、茼蒿、菠菜等）选用最好达到全天蔬菜量一半，150~250g/d。

（3）红肉（猪、牛、羊瘦肉）用量≤75g/d。

（4）两餐之间可食用水果。

（5）选用坚果（花生、核桃、腰果等）要扣除相应油脂摄入量。

（6）严格控制葡萄糖、蔗糖及其甜点、饮料的食用。

（7）提醒患者不要饮酒，切忌空腹饮酒。

//// 课后作业 ////

患者，男性，45岁。半年前无明显诱因出现口干多饮，无多食，无体重减轻。随机血糖13mmol/L。患者身高180cm，体重90kg，BMI 27.7kg/m²，腰围114cm，臀围122cm。门诊辅助检查：测空腹血糖6.74mmol/L，餐后2小时血糖17mmol/L，尿糖（++++），尿酮（+++），血酮0.8mmol/L，糖化血红蛋白11.7mmol/L，糖化血清蛋白35.0mmol/L。

心电图检查正常；眼底检查正常。

饮食及生活习惯调查：患者经常不吃早餐，上午10点左右会吃一些夹心饼干或巧克力充饥，中午12点左右吃午饭，经常吃炒面、炸猪排，晚上6点多吃晚餐，多在家里吃，但只挑荤菜，每顿荤菜量很大，至少吃0.5kg以上的肉，蔬菜基本不吃，水果每天会吃3个中等大小的苹果。患者晚上经常1~2点才入睡，睡前喝1杯加糖牛奶配糯米糕点。患者不爱运动，每天工作以静坐为主，上下班自驾代步。平时常以饮料代替茶水解渴。

家族史：父母均有糖尿病史，已10年有余。

诊断：糖尿病合并腹型肥胖。

请根据以上病例，制订出营养治疗方案。

目标检测

1.糖尿病患者膳食控制的总原则是（　　　）。

　A.食物多样化，合理安排进餐时间

　B.合理控制热能摄入

　C.控制碳水化合物的摄入

　D.控制脂肪和胆固醇的摄入

　E.选用优质蛋白质

2.糖化血红蛋白的临床意义是（　　　）。

　A.鉴别1型、2型糖尿病　　　　　　B.反映近2~3个月血糖情况

　C.反映细胞储备功能　　　　　　　D.反映1~4周内血糖情况

　E.反映胰岛损伤程度

3.患者，男性，19岁，糖尿病史5年，患者处于昏迷状态，被"120"紧急送往医院。实验室检查结果为尿酮呈强阳性，血糖500mg/dl，血酮强阳性。患者可能的发病原因是（　　　）。

　A.钙摄入过多　　　　　B.蛋白质合成增加　　　　C.碳水化合物分解增加

　D.脂肪分解增加　　　　E.钾摄入过多

4.患者，男性，19岁，糖尿病史5年，患者处于昏迷状态，被"120"紧急送往医院。实验室检查结果为尿酮呈强阳性，血糖500mg/dl，血酮强阳性。该患者可能出现的物质代谢紊乱是（　　　）。

　A.生酮氨基酸浓度升高　　　　　　B.高钾血症

　C.高游离脂肪酸血症　　　　　　　D.高钠血症

　E.生糖氨基酸浓度升高

5.患者，男性，19岁，糖尿病史5年，患者处于昏迷状态，被"120"紧急送往医院。实验室检查结果为尿酮呈强阳性，血糖500mg/dl，血酮强阳性。该患者适宜的治疗措施是（　　　）。

　A.不能饮水　　　　　　B.停止给予胰岛素　　　　C.不能进食

　D.静脉输液　　　　　　E.无须治疗

6.患者，女性，60岁，糖尿病，口服二甲双胍治疗。空腹血糖6.1mmol/L，餐后血糖7.2mmol/L，血压130/90mmHg。某日外出突然出现心慌、手抖、头晕眼花、全身无力。该患者很可能为（　　　）。

　A.酮症酸中毒　　　　　B.脑出血　　　　　　　　C.心肌梗死

　D.低血糖症　　　　　　E.倾倒综合征

7.患者，女性，60岁，糖尿病，口服二甲双胍治疗。空腹血糖6.1mmol/L，餐后血糖7.2mmol/L，血压130/90mmHg。某日外出突然出现心慌、手抖、头晕眼花、全

身无力。最佳的处理方法是（　　　）。

  A.立即检测血糖　　　　　　B.立即检测尿糖　　　　　　C.立即注射胰岛素

  D.立即喝糖水或饮料　　　E.立即叫救护车

  8.患者，女性，60岁，糖尿病，口服二甲双胍治疗。空腹血糖6.1mmol/L，餐后血糖7.2mmol/L，血压130/90mmHg。某日外出突然出现心慌、手抖、头晕眼花、全身无力。出现低血糖症时，血糖水平可能低于（　　　）。

  A. 10mmol/L　　　　　　　B. 8mmol/L　　　　　　　C. 6mmol/L

  D. 4mmol/L　　　　　　　 E. 2.5mmol/L

  9.患者主诉多吃、多喝、多尿、体重减轻，医生怀疑是糖尿病，为其拟测定空腹血糖并做葡萄糖耐量试验。试验前的准备工作中，不正确的是（　　　）。

  A.吃正常餐3日以上　　　　　　B.每日摄入碳水化合物300g以上

  C.停用降血糖药物　　　　　　D.每日饮酒限制在100ml以内

  E.试验开始前，禁食10小时以上

  10.患者主诉多吃、多喝、多尿、体重减轻，医生怀疑是糖尿病，为其拟测定空腹血糖并做葡萄糖耐量试验。营养师给患者葡萄糖耐量试验膳食时，错误的做法是（　　　）。

  A.清晨测定空腹血糖

  B.清晨测定尿糖

  C.以葡萄糖75g溶于300ml水中顿服

  D.馒头负荷受试者吃含葡萄糖75g的馒头（面粉100g）一个

  E.糖餐后1、2、3、4小时分别采血测定血糖

  11.患者，男性，34岁，公司职员，身高170cm，体重90kg，颈部经常患疖肿，喝水较以前增多，夜尿多、视物模糊、易疲劳。该男性的体重指数是（　　　）。

  A. 23　　　B. 26　　　C. 31　　　D. 28　　　E. 22

  12.患者，男性，34岁，公司职员，身高170cm，体重90kg，颈部经常患疖肿，喝水较以前增多，夜尿多、视物模糊、易疲劳。应首先怀疑该患者可能患有的疾病是（　　　）。

  A.萎缩性胃炎　　　　　　B.糖尿病　　　　　　C.慢性肾炎

  D.痛风　　　　　　　　　E.感染性皮肤病

  13.患者，男性，34岁，公司职员，身高170cm，体重90kg，颈部经常患疖肿，喝水较以前增多，夜尿多、视物模糊、易疲劳。该患者肥胖，首先要减体重，减体重的安全速度是（　　　）。

  A.每月 0.5kg　　　　　　B.每周 0.5~1.0kg　　　　　　C.每天 1.0kg

  D.每周 5kg　　　　　　　E.每月 10kg

  14.患者，男性，34岁，公司职员，身高170cm，体重90kg，颈部经常患疖肿，喝水较以前增多，夜尿多、视物模糊、易疲劳。该患者每天能量供给标准应是（　　　）。

A. 20kcal/（kg·d）　　　B. 10kcal/（kg·d）　　　C. 20~25kcal/（kg·d）

D. 35kcal/（kg·d）　　　E. 40kcal/（kg·d）

15.患者，男性，34岁，公司职员，身高170cm，体重90kg，颈部经常患疖肿，喝水较以前增多，夜尿多、视物模糊、易疲劳。糖尿病患者一天膳食纤维建议摄入量不少于（　　　）。

A. 15g　　　B. 20g　　　C. 30g　　　D. 50g　　　E. 10g

任务六　开展痛风患者的营养治疗

//// 学习目标 ////

1.能准确描述高尿酸血症、痛风、痛风石等关键概念。
2.能熟悉开展痛风患者营养治疗的工作程序。
3.能初步开展痛风患者的营养治疗。

一、关键概念

1.高尿酸血症

高尿酸血症是嘌呤代谢障碍引起的代谢性疾病，与痛风密切相关，并且是糖尿病、代谢综合征、血脂异常、慢性肾脏病和脑卒中等疾病发生的独立危险因素。其诊断标准：通常饮食状态下，两次采集非同日的空腹血，以尿酸酶法测定血尿酸值，男性高于420μmol/L者或女性高于360μmol/L者。

2.痛风

痛风是一种由单钠尿酸盐沉积所致的晶体相关性关节病，与嘌呤代谢紊乱和（或）尿酸排泄减少所致的高尿酸血症直接相关，属代谢性疾病范畴。

3.痛风石

痛风石是由尿酸盐聚集形成的结晶，常沉积于软组织，如耳轮、第一跖趾关节、指、腕、肘及膝关节等，外观为隆起的大小不一的不规则黄白色赘生物，表面菲薄，破溃后排出白色粉状或糊状尿酸盐结晶物，常经久不愈。

二、基本知识

1.疾病概要

痛风是一种常见的慢性疾病，主要表现为急性发作性关节炎、痛风石形成、痛风石性慢性关节炎、尿酸盐肾病和尿酸性尿路结石等，重者可出现关节破坏、肾功能受损，也常伴发代谢综合征的其他表现，如腹型肥胖、血脂异常、2型糖尿病及心血管疾病等。

痛风的病因和发病机制不十分清楚，但高尿酸血症是痛风最重要的生化基础。大部分痛风与尿酸排泄障碍、尿酸生成增多有关，部分患者还可能与嘌呤代谢相关酶缺陷有关。

高嘌呤饮食常诱发痛风性关节炎急性发作；其他诱发因素主要有劳累、饮酒、受凉、高蛋白、高脂肪、感染、创伤手术、高度兴奋等。

超重是痛风、高血压、糖尿病、高血脂的共同危险因素；肥胖、高血压、高脂血症、糖尿病患者常需要监测血尿酸水平。

2.营养治疗原则

基于个体化原则，建立合理的饮食习惯及良好的生活方式，限制摄入高嘌呤食物，控制能量及营养素供能比例，保持健康体重，配合规律降尿酸药物治疗并定期检测随访，有利于控制急性关节炎的发作和复发，预防尿酸盐沉积，促进痛风石吸收，防止慢性关节炎进展，防止尿酸性肾结石、痛风性肾病及肾功能损害。

（1）嘌呤 痛风患者需要长期控制嘌呤摄入量；选低嘌呤食物；禁用高嘌呤食物（动物内脏、沙丁鱼、凤尾鱼、鲭鱼、小虾、扁豆、黄豆浓肉汤、菌藻）；急性发作者采用低嘌呤膳食（每日嘌呤摄入<150mg）。

（2）能量 限制能量供给（一般1500~1800kcal/d）；肥胖者应降低体重（最好低于理想体重10%~15%）；忌减肥过快（循序渐进），脂肪分解过快易诱发痛风急性发作。

（3）蛋白质 标准体重时按照0.8~1.0g/kg，全天40~65g；可选用牛奶、鸡蛋（不含核蛋白）；尽量不食用肉类、禽类、鱼类。

（4）脂肪 限制脂肪（脂肪可减少尿酸排泄），50g/d左右。

（5）维生素 应补充充足，尤其是B族维生素、维生素C；适当增加摄入蔬菜、水果等碱性食物。

（6）水分 多喝水；多摄入含水多的水果、食品；每天摄入量2000ml以上，最好达3000ml（肾衰竭者水分应适量）。

禁用强烈调味品；咖啡、茶叶等可适量摄入。

食物选择：尽量选择嘌呤含量很少、不含嘌呤食品。

常见动物性食物嘌呤含量见表2-20。

表2-20 常见动物性食物嘌呤含量

食物	嘌呤含量（mg/kg）	食物	嘌呤含量（mg/kg）
鸭肝	3979	河蟹	1470
鹅肝	3769	猪肉（后臀尖）	1378.4
鸡肝	3170	草鱼	1344.4
猪肝	2752.1	牛肉干	1274
牛肝	2506	黄花鱼	1242.6
羊肝	2278	驴肉加工制品	1174
鸡胸肉	2079.7	羊肉	1090.9
扇贝	1934.4	肥瘦牛肉	1047
基围虾	1874	猪肉松	762.5

常见植物性食物嘌呤含量见表2-21。

表2-21　常见植物性食物嘌呤含量

食物	嘌呤含量（mg/kg）	食物	嘌呤含量（mg/kg）
紫菜（干）	4153.4	豆浆	631.7
黄豆	2181.9	南瓜子	607.6
绿豆	1957.8	糯米	503.8
榛蘑（干）	1859.7	山核桃	404.4
猴头菇（干）	1776.6	普通大米	346.7
豆粉	1674.9	香米	343.7
黑木耳（干）	1662.1	大葱	306.5
腐竹	1598.7	四季豆	232.5
豆皮	1572.8	小米	200.6
红小豆	1564.5	甘薯	186.2
红芸豆	1263.7	红萝卜	132.3
内酯豆腐	1001.1	菠萝	114.8
花生	854.8	白萝卜	109.8
腰果	713.4	木薯	104.5
豆腐块	686.3	柚子	83.7
水豆腐	675.7	橘子	41.3

三、技能训练

（一）操作过程

1.询问病史

询问是否有关节疼痛发作史；是否有肾结石发作史；食物摄入频率调查（近2~3个月）。

2.人体测量与体型判断

测量身高、体重、腰围；计算理想体重；计算体质指数（BMI）并判断体型。

3.查看化验单

血尿酸；血脂 [胆固醇（TC）、甘油三酯（TG）、高密度脂蛋白（HDL）、低密度脂蛋白（LDL）]；尿蛋白等。

4.评定营养状况

可使用NRS 2002进行营养风险筛查，具体方法见本书学习项目一任务一。

5.根据营养状况，制订营养治疗方案

能量供给根据患者体型计算得到（以达到并维持正常体重为标准）；三大产能营养素占总热能比例分别为：蛋白质10%~20%、脂肪20%~30%、碳水化合物50%~60%。

（1）急性发作期

1）严格控制食物嘌呤的摄入量（≤150mg/d）。

2）选用精白米面、牛奶、鸡蛋及浅色蔬菜为主要食物。

3）充分饮水（每日饮水量2000~3000ml）。

4）慎用荤汤类（大排汤、羊肉汤、牛肉汤、鸡汤等）。

5）禁食油炸及富含脂肪食物（烧鸡、烤鸭、熏鱼等）。

6）禁酒类（白酒、啤酒、黄酒等）。

（2）稳定期或缓解期（急性痛风性关节炎发作稳定后第七天开始实行）

1）控制食物中嘌呤的摄入量（<600mg/d）。

2）可选用红肉（猪肉、牛肉、羊瘦肉），50~75g/d。

3）多吃蔬菜，≥500g/d。

4）多饮水，1500~2000ml/d。

5）少用油炸及富含脂肪食物（烧鸡、烤鸭、熏鱼等）。

6）慎用荤汤类（大排汤、羊肉汤、牛肉汤、鸡汤等）。

7）慎用海产品，尤其贝壳类（牡蛎、花蛤等）。

8）超重及肥胖者逐步减轻体重（可低于理想体重的5%~7%）。

6.营养咨询与营养教育

指导纠正不良习惯，建立良好生活方式：每日食用油摄入量25~30g；合理饮用酒精饮料，每日酒精饮料中酒精量≤25g/d；充分饮茶饮水，每日饮水量2000ml左右；建立适合自身的科学饮食方式，按以上营养师制订的营养处方实施；坚持每日运动，相当于中速步行每日6000~10000步；注意关节的保暖。

7.疗效评估

已建立良好生活方式；血尿酸降至正常或接近正常；超重及肥胖者减轻体重至理想体重。

（二）注意事项

（1）理解痛风患者的营养代谢变化。

（2）遵循个体化原则，根据病情的变化，适时调整营养治疗方案。

课后作业

患者，男性，55岁，身高176cm，体重89kg。15年前出现间歇性左侧第一跖趾关节红肿、疼痛、皮温增高，伴脱屑，数天后可自行缓解，2~3个月发作一次，定期复查尿酸约500μmol/L，对症服药（具体用药不详），2个月前出现双髁关节疼痛加重，半个月前复查：尿素17.4mmol/L，肌酐313μmol/L，尿酸592μmol/L。3天前因髁关节疼痛至医院门诊。查血常规示：C反应蛋白21.23mg/L，红细胞3.64×10^{12}/L，血红蛋白106g/L。

拟诊断：急性痛风性关节炎。

请根据以上病例，制订出营养治疗方案。

目标检测

1.以下肾结石中，应采用低嘌呤饮食进行治疗的是（　　　）。

　　A.尿酸结石　　　　　　　B.磷酸钙结石　　　　　C.磷酸镁结石

　　D.碳酸钙结石　　　　　　E.磷酸铵结石

2.痛风患者膳食应增加的成分包括（　　　）。

　　A.水分　　　B.嘌呤　　　　C.脂肪　　　　D.能量　　　　E.食盐

3.痛风患者如心、肾功能尚好，为促进尿酸排泄，每天摄入水量应保持在（　　　）。

　　A. 1000~1200ml　　　　　B. 2000~3000ml　　　　C. 3000~3500ml

　　D. 1200~1500ml　　　　　E.按头一天尿量计算

4.痛风患者宜选牛奶、蔬菜和水果类等碱性食物，因为此类食物含有（　　　）。

　　A.钾、铁、锌、磷　　　　B.镁、钠、铬、钙　　　　C.钠、钾、钙、镁

　　D.磷、铁、锌、钙　　　　E.铜、铁、钙、磷

5.痛风急性发作期，全天食物中嘌呤摄入量应控制在（　　　）。

　　A. 300mg　　　　　　　　B. 400mg　　　　　　　C. <150mg

　　D. 250mg　　　　　　　　E. <50mg

6.患者，男性，52岁，重度肥胖，患痛风6年余，现血尿酸高，24小时尿尿酸低；尿pH 4.3，口服排尿酸药，除增加进水量外，饮食治疗还应做到（　　　）。

　　A.大量食用水果　　　　　B.多食用碱性食物　　　C.增加主食

　　D.减少蛋白质　　　　　　E.减少脂肪

7.痛风患者在急性发作期最好选择（　　　）。

　　A.瘦肉、动物肝脏　　　　B.海鲜、奶酪　　　　　C.牛奶、鸡蛋

　　D.牛肉、鸡汤　　　　　　E.黄鳝、鹌鹑

8.痛风患者减少蛋白质摄入量的治疗作用是（　　　）。

    A.减少外源性尿酸增多　　　B.减轻肾脏负担　　　　　　C.减轻急性期症状

    D.减轻关节炎症状　　　　　E.减少热量摄入

9.嘌呤含量较少的食物是（　　　）。

    A.精米、玉米、苏打饼干　　　　　　B.扁豆、牛肉、猪肉

    C.鸽子、兔肉、羊肉　　　　　　　　D.沙丁鱼、火腿、鸡汤

    E.牛奶、火腿、鸡汤

10.患者，男性，50岁，因脚趾、膝关节和肘关节疼痛，伴头痛、发热住院，经检查后诊断为急性痛风性关节炎。痛风的特点是（　　　）。

    A.细菌感染　　　　　B.过敏反应　　　　　　C.血尿酸升高

    D.过度疲劳　　　　　E.情绪紧张

11.患者，男性，50岁，因脚趾、膝关节和肘关节疼痛，伴头痛、发热住院，经检查后诊断为急性痛风性关节炎。膳食控制"三低一高"是指（　　　）。

    A.低嘌呤、低脂、低盐，高水摄入

    B.低嘌呤、低水、低盐，高蛋白摄入

    C.低嘌呤、低水、低盐，高脂摄入

    D.低嘌呤、低脂、低盐，高维生素摄入

    E.低嘌呤、低蛋白、低盐，高水摄入

12.患者，男性，50岁，因脚趾、膝关节和肘关节疼痛，伴头痛、发热住院，经检查后诊断为急性痛风性关节炎。患者宜通过饮水使尿量每天达（　　　）。

    A.>1000ml　　　　　B.>1500ml　　　　　C.>2000ml

    D.>2500ml　　　　　E.>3000ml

13.患者，男性，54岁，关节炎5年，四肢多关节呈持续发作。查体：右足趾关节肿胀，压痛明显，右足背红肿。关节表面呈核桃壳样增生不平，皮下隐现多个乳白色硬结节。左耳轮、右鹰嘴突、两指间、掌指、两跗跖关节均散在0.2~2.5cm大小不等结石。尿常规：红细胞（++），白细胞2~6个/微升，管型：透明（0~2），颗粒（1~2），上皮细胞（+），蛋白（+），尿酸盐结晶少量。血尿酸746μmol/L。该患者最可能是（　　　）。

    A.风湿性关节炎　　　　　B.痛风　　　　　　C.肿瘤

    D.甲状腺功能亢进　　　　E.骨质增生

14.患者，男性，54岁，关节炎5年，四肢多关节呈持续发作。查体：右足趾关节肿胀，压痛明显，右足背红肿。关节表面呈核桃壳样增生不平，皮下隐现多个乳白色硬结节。左耳轮、右鹰嘴突、两指间、掌指、两跗跖关节均散在0.2~2.5cm大小不等结石。尿常规：红细胞（++），白细胞2~6个/微升，管型：透明（0~2），颗粒（1~2），上皮细胞（+），蛋白（+），尿酸盐结晶少量。血尿酸746μmol/L。该患者应控制的食物是（　　　）。

    A.胡萝卜   B.青豆   C.冬瓜

    D.蘑菇   E.沙丁鱼

15.患者，男性，54岁，关节炎5年，四肢多关节呈持续发作。查体：右足趾关节肿胀，压痛明显，右足背红肿。关节表面呈核桃壳样增生不平，皮下隐现多个乳白色硬结节。左耳轮、右鹰嘴突、两指间、掌指、两蹠跖关节均散在0.2~2.5cm大小不等结石。尿常规：红细胞（++），白细胞2~6个/微升，管型：透明（0~2），颗粒（1~2），上皮细胞（+），蛋白（+），尿酸盐结晶少量。血尿酸746μmol/L。该患者适宜的治疗措施是（   ）。

    A.限制脂肪的摄入   B.别嘌醇对急性发作有特效

    C.关节炎发作也应坚持体育锻炼   D.可以正常吸烟和饮酒

    E.限制水分的摄入

任务七 开展慢性肾脏病患者的营养治疗

学习目标

1.能准确描述肾小球滤过率（GFR）、慢性肾脏病（CKD）、慢性肾衰竭（CRF）等关键概念。

2.能熟悉开展慢性肾脏病患者营养治疗的工作程序。

3.能初步开展慢性肾脏病的营养治疗。

一、关键概念

1.肾小球滤过率（GFR）

肾小球滤过率是单位时间（通常为1分钟）内两个肾脏生成滤液的能力，正常成人为80~125ml/min。GFR是评价肾功能的主要指标，也是慢性肾脏病诊断与分期的主要依据。

2.慢性肾脏病（CKD）

慢性肾脏病经肾活检或检测肾损伤标志物证实的肾脏损伤或GFR持续<60ml/（min·1.73m²）≥3个月。肾损伤的指标阳性包括血、尿成分异常或影像学检查异常。

3.慢性肾衰竭（CRF）

慢性肾衰竭是由于慢性持久性肾受损、肾单位受到破坏、肾功能减退，导致肾脏排泄调节功能和内分泌代谢功能严重受损，造成含氮代谢废物在体内潴留、水与电解质、酸碱平衡紊乱的一种多系统临床综合征。

二、基本知识

1.疾病概要

CKD的病因与确切机制尚未完全阐明，可能与肾单位血流动力学改变、肾小球基膜通透性改变、持续的蛋白尿及高血压、脂质代谢紊乱、尿毒症毒素、饮食因素等有关。

根据GFR，慢性肾脏病可分为如下5个期，见表2-22。

表2-22 慢性肾脏病的分期

分期	描述	GFRml/（min·1.73m²）	说明
1	肾损伤指标（+），GFR正常	≥90	GFR无异常，重点诊治原发病
2	肾损伤指标（+），GFR轻度降低	60~89	延缓CKD进展，降低心血管病风险
3	GFR中度降低	30~59	延缓CKD进展，评估治疗并发症
4	GFR重度降低	15~29	综合治疗，治疗并发症
5	肾功能衰竭	<15或透析	透析前准备及透析治疗

慢性肾脏病患者的早期症状一般较轻、非特异性、个体差异大，常未引起重视而错过最佳的治疗阶段；中晚期的临床表现主要有高血压、头晕、乏力、面色苍白、贫血、胸闷、代谢紊乱，部分患者有恶心、呕吐，严重者可出现心力衰竭、昏迷等；高血压、心力衰竭、代谢性酸中毒是慢性肾脏病患者常见的死亡原因。

2. CKD与膳食营养的关系

高血压、高血糖、尿蛋白、低蛋白血症、高脂血症、高同型半脱氨酸血症、贫血、尿毒症毒素蓄积、营养不良、年龄（老年）、吸烟等因素，都可能推进CKD病情的发展。

此外，CKD患者容易出现高磷血症、高钾血症、低钾血症、低钠血症、低钙血症、水钠潴留等代谢紊乱。

3.营养治疗原则

CKD的营养治疗原则：优质低蛋白，充足热量，钠、钾、磷、维生素平衡膳食。

（1）能量 CKD1~3期的患者，能量摄入以达到和维持理想体重为标准；CKD4~5期的患者，在限制蛋白质摄入的同时，能量摄入可按照35kcal/（kg·d）（年龄≤60岁），或30~35kcal/（kg·d）（年龄>60岁）；此外，根据患者的性别、年龄、身高、体重、运动量、饮食习惯、合并症以及应激状况可进行调整。

（2）蛋白质 CKD1~2期的患者，蛋白质摄入推荐量为0.8~1.0g/（kg·d）；CKD3~5期未进行透析治疗的患者，蛋白质摄入推荐量为0.6~0.8g/（kg·d）；血液透析或腹膜透析患者，蛋白质摄入推荐量为1.0~1.2g/（kg·d）；合并高分解代谢的急性疾病时，蛋白质可增加至1.2~1.3g/（kg·d）；优质蛋白质至少占50%，可同时补充α-酮酸制剂0.075~0.12g/（kg·d）；此外，根据患者的性别、年龄、体重、饮食习惯、合并症以及应激状况可进行调整。

（3）脂肪 每日脂肪供能比可按照25%~35%（饱和脂肪酸不超过10%，反式脂肪酸不超过1%），可适当增加n-3多不饱和脂肪酸和单不饱和脂肪酸摄入。

（4）碳水化合物 在合理摄入总能量的基础上，适当增加碳水化合物的摄入（碳水化合物的供能比可为55%~65%）；糖代谢异常者应限制精制糖。

（5）微量营养素 CKD患者要注意避免电解质紊乱；每天钠摄入量应低于2000mg/d，

磷摄入量应低于800mg/d，钙摄入量不超过2000mg/d；高钾血症的患者，应限制钾的摄入；贫血患者应补充含铁量丰富的食物。CKD患者要防止维生素缺乏，必要时可选用多种维生素制剂；长期接受治疗的CKD患者需适量补充天然维生素D。

（6）水　出现少尿的CKD患者或合并严重心血管疾病、水肿时，需适当限制水的摄入，维持出入液量平衡。

（7）膳食纤维　一般按照14g/1000kcal摄入膳食纤维。

三、技能训练

（一）操作过程

1. 询问病史

询问疾病史，包括发病年限、家族史；饮食情况，包括食物过敏史、近3个月饮食摄入情况（食物品种、数量、食物性状等）。

2. 人体测量与体型判断

测量身高、体重、上臂围、肱三头肌皮褶厚度、小腿围、握力；测算上臂肌围；计算理想体重；计算体质指数（BMI）并判断体型。

3. 查看化验单

血常规（RBC、HBG、WBC、PLT）；血生化（血浆总蛋白、白蛋白、前白蛋白、转铁蛋白、总胆固醇、甘油三酯、同型半胱氨酸、血糖、尿素氮、肌酐、维生素B_6、维生素B_{12}、叶酸、血清铁蛋白、电解质等）；尿常规（尿红细胞、尿蛋白、尿比重、尿糖）；肾功能（GFR）等。

4. 评营养状况

可使用NRS 2002进行营养风险筛查，具体方法见本书项目一任务一。

5. 根据营养状况，制订营养治疗方案

根据以上病史、人体测量、化验检查、营养评定等，为其制订营养治疗方案。

能量和营养素：CKD患者应保证充足的能量，一般按30~35kcal/（kg·d）；优质低蛋白，可在0.6~1.0g/（kg·d）基础上适当调整，必要时可考虑必需氨基酸疗法和α-酮酸疗法；低脂饮食，脂肪供能比为25%~30%，胆固醇摄入一般应低于200mg/d；以低蛋白淀粉为主食，碳水化合物的供能比为55%~65%；充足的维生素与矿物质，纠正电解质的紊乱；维持出入液量平衡，防止水钠潴留，一般按照前一日尿量+500ml计算，可在此基础上适当调整；膳食纤维25~30g/d；少量多餐，一般安排4~6餐。

6. 营养咨询与营养教育

戒烟戒酒；避免摄入辛辣刺激性食物；限制植物蛋白质的摄入量时，可使用麦淀粉（或其他淀粉）作为主食部分代替普通米面类，还可选用马铃薯、白薯、山药、芋头、南瓜、粉条等富含淀粉的食物替代普通主食；可选用适量的奶、蛋、肉、大豆等作为优质蛋白的主要来源；大豆蛋白能改善肾小球的滤过功能，降低血尿素氮，

改善尿毒症症状，使尿蛋白减少，血脂降低，可有效改善CKD预后；高磷血症的患者，应慎选动物肝脏、坚果、干豆等含磷较高的食物；高钾血症的患者，应慎选水果、马铃薯、绿叶蔬菜等含钾较高的食品；能量摄入不足的患者，可适当增加碳水化合物、植物油的摄入以满足能量需要。

7.疗效评估

定期监测CKD患者的营养状况（如身高、体重、上臂围、肱三头肌皮褶厚度、小腿围、握力、血浆总蛋白、白蛋白、前白蛋白、尿素氮、肌酐、血氨、血常规、尿常规、肾功能等），体重增加趋于正常；血常规中红细胞、血红蛋白正常或趋于正常；血生化中白蛋白、前白蛋白、尿素氮、肌酐正常或趋于正常；血气分析中的血氨浓度正常或趋于正常；负氮平衡、贫血、骨性营养不良等逐渐被纠正。

（二）注意事项

（1）根据营养监测指标，及时纠正CKD患者的代谢紊乱。
（2）遵循个体化原则，根据病情的变化，适时调整营养治疗方案。

//// 课后作业 ////

患者，女性，53岁，身高160cm，体重45kg，因"口干、多饮、多尿10余年，腹泻7天"入院。

体格检查：双肺呼吸音清，未闻及明显干湿啰音，心律齐，各瓣膜听诊区未闻及明显病理性杂音。腹部平坦，软，剑突下轻压痛，无反跳痛，肝脾肋下未扪及，双肾区无叩痛，双下肢中度凹陷性水肿。

实验室检查与辅助检查：尿常规：葡萄糖（++），尿蛋白（+++）；血常规：红细胞2.15×10^{12}/L，血红蛋白65g/L，血小板109×10^9/L；血生化：白蛋白32.2g/L，空腹血糖10.6mmol/L，肌酐319μmol/L；CT：心脏增大，并双肺多发渗出灶，心包有少量积液，双侧胸腔少量积液，双肺有少量渗出性病变，腹腔少量积液，胸腰椎骨质增生，胸5椎体压缩性改变。

拟诊断：1.慢性肾衰竭；2.2型糖尿病肾病Ⅴ期。

请根据以上病例，制订出营养治疗方案。

//// 目标检测 ////

1.下列因素与肾脏功能损伤无关的是（　　　　）。

　A.化学毒物　　　　　　B.感染　　　　　　　　C.药物
　D.生长发育　　　　　　E.外伤

2.慢性肾脏病患者的肾功能下降，其营养代谢变化为（　　　）。

　　A.不会引起脂质异常　　　　　　　B.出现血糖浓度下降

　　C.氮代谢产物积聚　　　　　　　　D.糖耐量升高

　　E.慢性肾衰竭，可引起血脂耗竭

3.慢性肾衰竭营养治疗的目的不包括（　　　）。

　　A.纠正水、电解质紊乱及酸碱失衡

　　B.保持机体良好状态

　　C.减轻氮质血症

　　D.阻止或减少尿毒症毒素积聚

　　E.纠正肾功能不全

4.慢性肾衰竭患者为减少非必需氨基酸的摄入量，采用麦淀粉治疗，每100g麦淀粉中蛋白质含量是（　　　）。

　　A.0.4%~0.6%　　　　　　B.1.5%　　　　　　　　C.1%

　　D.1.7%　　　　　　　　E.0.2%

5.尿毒症患者的膳食蛋白质供给，约60%为高生物价蛋白质，下列食物中最好的是（　　　）。

　　A.大豆　　　B.小麦　　　C.鸡蛋　　　D.牛肉　　　E.猪肉

6.慢性肾衰竭患者在控制蛋白质总量的条件下，可选用适量大豆蛋白，其作用是（　　　）。

　　A.可改善肾小球的滤过功能　　　　B.可降低血压

　　C.可降低肌酐　　　　　　　　　　D.可纠正营养不良

　　E.可利尿

7.慢性肾脏病患者营养治疗应（　　　）。

　　A.增加进水量

　　B.低能量供应，减少肾脏负担

　　C.减少植物蛋白质，供给优质蛋白质

　　D.肾功能不全时，增加蛋白摄入量

　　E.低钙高磷膳食

8.α-酮酸疗法可用于治疗（　　　）。

　　A.肝炎　　　　　　　　　B.脂肪肝　　　　　　　　C.肾病综合征

　　D.急性肾炎　　　　　　　E.慢性肾衰竭

9.当患者出现慢性肾衰竭时，其膳食蛋白质应该控制在（　　　）。

　　A.110g以下　　　　　　B.90g以下　　　　　　　C.70g以下

　　D.50g以下　　　　　　E.30g以下

10.慢性肾衰竭患者的适宜热能供给量为（　　　）。

　　A.10~15kcal/（kg·d）　　　　　　B.15~20kcal/（kg·d）

　　C.20~25kcal/（kg·d）　　　　　　D.30~35kcal/（kg·d）

E. 35~50kcal/（kg·d）

11.患者，女性，60岁，于3年前确诊为肾炎，近日出现食欲减退、恶心、呕吐、头痛、高血压、贫血等症状，经检查：血压150/100mmHg，血红蛋白75g/L，血肌酐450μmol/L，血尿素氮（BUN）35.4mmol/L，尿蛋白（+++）。最可能的诊断是（　　　）。

    A.慢性肾盂肾炎　　　　　　　　B.慢性肾衰竭

    C.急性肾衰竭　　　　　　　　　D.急性肾小球肾炎

    E.肾病综合征

12.患者，女性，60岁，于3年前确诊为肾炎，近日出现食欲减退、恶心、呕吐、头痛、高血压、贫血等症状，经检查：血压150/100mmHg，血红蛋白75g/L，血肌酐450μmol/L，血尿素氮（BUN）35.4mmol/L，尿蛋白（+++）。该患者的营养治疗原则是（　　　）。

    A.高生物价的低蛋白膳食　　　　B.高生物价的高蛋白膳食

    C.高钾低钠饮食　　　　　　　　D.高脂饮食

    E.高蛋白高糖类饮食

13.患者，女性，60岁，患慢性肾炎8年。近日水肿加重，经常恶心、尿少，血压170/97mmHg，血尿素氮23mmol/L，肌酐460μmmol/L，肾小球滤过率25ml/min，诊断为慢性肾衰竭尿毒症期。对低蛋白膳食加必需氨基酸疗法的评价错误的是（　　　）。

    A.升高EAA/NEAA比值　　　　　B.阻止蛋白质持续分解

    C.改善肾小球的滤过功能　　　　D.不能纠正负氮平衡

    E.提供必需氨基酸

14.患者，女性，60岁，患慢性肾炎8年。近日水肿加重，经常恶心、尿少，血压170/97mmHg，血尿素氮23mmol/L，肌酐460μmmol/L，肾小球滤过率25ml/min，诊断为慢性肾衰竭尿毒症期。能改善肾小球的滤过率、减少氮积聚、减轻肾脏压力的食物是（　　　）。

    A.海鱼　　　　　　　B.绿叶蔬菜　　　　　　　C.大豆

    D.菌类　　　　　　　E.麦淀粉

15.患者，男性，42岁，患慢性肾炎8年。近日水肿加重，经常恶心、尿少，血压170/97mmHg，血尿素氮23mmol/L，肌酐460μmmol/L，肾小球滤过率25ml/min，诊断为慢性肾衰竭尿毒症期。对尿毒症而言，属于非必需氨基酸的是（　　　）。

    A.赖氨酸　　　　　　B.组氨酸　　　　　　　C.亮氨酸

    D.色氨酸　　　　　　E.缬氨酸

任务八 开展慢性阻塞性肺疾病患者的营养治疗

///// 学习目标 /////

1.能准确描述慢性阻塞性肺疾病（COPD）、基础代谢（BM）、基础代谢率（BMR）、基础能量消耗（BEE）、静息能量消耗（REE）、呼吸商（RQ）等关键概念。
2.能熟悉COPD患者营养治疗的工作程序。
3.能初步开展COPD患者的营养治疗。

一、关键概念

1.慢性阻塞性肺疾病（COPD）
慢性阻塞性肺疾病是一种常见的、可预防和治疗的慢性气道疾病，其特征是持续存在的气流受限和相应的呼吸系统症状，其病理学改变主要是气道和（或）肺泡异常。

2.基础代谢（BM）
基础代谢是人体在维持细胞、组织代谢活动、血液循环和呼吸等基本生命活动时所需要的能量。

3.基础代谢率（BMR）
基础代谢率指单位时间、单位体表面积的基础代谢，以 $kJ（kcal）/（m^2 \cdot h）$ 表示。

4.基础能量消耗（BEE）
基础能量消耗指24小时基础代谢消耗的能量，以 kJ（kcal）/d 表示。

5.静息能量消耗（REE）
静息能量消耗指机体在没有骨骼肌活动的静息状态下，24小时的能量消耗，以 kJ（kcal）/d 表示。

6.呼吸商（RQ）
呼吸商指生物体在同一时间内，二氧化碳产生量与耗氧量的比值。

二、基本知识

1.疾病概要
COPD是一种慢性气道疾病，严重影响患者的生命质量，是导致患者死亡的重要病因，常常给患者、患者家庭以及社会带来沉重的经济负担。
引起COPD的危险因素有很多，一般认为是个体易感因素和环境因素共同作用所致，如营养状况、遗传因素、年龄、性别、肺生长发育、支气管哮喘、气道高反应性、低体重指数、烟草、燃料烟雾、空气污染、职业性粉尘、呼吸道感染、慢性支气管炎等。

COPD 的典型临床表现为慢性咳嗽、咳痰和呼吸困难，活动后呼吸困难是 COPD 的"标志性症状"，部分患者还可出现慢性肺源性心脏病、呼吸衰竭、自发性气胸等多种并发症。

2. COPD 患者的营养代谢变化

据统计，COPD 患者的营养不良发生率较高，病情稳定的 COPD 患者约为 20%，急性发作期的 COPD 患者可达到 50%。

（1）营养物质摄入减少，营养物质的消化、吸收、利用障碍　患者常伴有心肺功能不全或进食活动受限，长期的低氧血症、高碳酸血症导致消化功能紊乱、电解质紊乱。

（2）能量消耗增加　由于呼吸肌做功增加、感染、炎症因子等的作用，患者的静息能量消耗（REE）可增加 20%~30%。

（3）分解代谢增加　患者产生的应激反应可导致神经内分泌的改变，引起体内糖原分解、糖异生加速、脂肪动员、组织蛋白质分解增加、氧耗量增加、尿氮排出增加。

（4）药物影响　接受药物治疗过程中，也可能影响患者的营养代谢。如皮质醇激素、茶碱类药物、长期使用抗生素等。

3. 营养治疗原则

COPD 患者的营养治疗建议采用高蛋白、高脂肪、低碳水化合物的饮食，注意微量营养素的补充，在满足患者营养需要的基础上，尽量降低食物的呼吸商，纠正高碳酸血症和低氧血症。

（1）能量　按照以下公式计算：

$$全天能量消耗 = BEE \times C \times 1.1 \times 活动系数$$

式中，BEE 为基础能量消耗；C 为校正系数（男性 1.16、女性 1.19）；活动系数：卧床 1.2、下床轻度活动 1.25、正常活动 1.3。

（2）蛋白质　一般按照 1~1.5g/（kg·d）标准体重，适当的蛋白质可缓解负氮平衡状态，过量摄入蛋白质可以加重低氧血症、高碳酸血症，增加尿钙丢失和液体失衡。

（3）脂肪　提高脂肪的供能比（稳定期按照 20%~30%，应激状态下可增加至40%~45%），适当增加饱和脂肪酸，保证不饱和脂肪酸（尤其是必需脂肪酸）的摄入，在高脂饮食中可以 MCT 替代部分长链脂肪酸，特殊情况下可使用脂肪乳。

（4）碳水化合物　无明显通气障碍或高碳酸血症的 COPD 患者，无须对碳水化合物进行严格限制，供能比可按照 50%~60%；有严重通气功能障碍者，特别是伴高碳酸血症、准备脱离呼吸机的患者，应降低碳水化合物的供能比至40%以下；在保证能量充足的情况下，碳水化合物一般不得低于50~100g/d。

（5）微量营养素　补充各种微量元素和维生素，尤其维生素A、维生素C、维生素E、β-胡萝卜素、钙、磷、镁、钾、铁、硒等（可按照DRIs）。

（6）水　严重感染导致脱水、呼吸机引起液体丢失过多时，应纠正脱水；在急性期或伴有感染存在体液潴留时，应控制液体摄入，防止肺水肿加重；肺动脉高压、肺源性心脏病、心力衰竭的患者，应严格控制液体摄入，以防止心力衰竭、胃肠淤血等不良反应。

三、技能训练

（一）操作过程

1.询问病史
询问疾病史，包括发病年限、家族史、哮喘史、结核病史、季节性情况；饮食情况，包括食物过敏史、近3个月饮食摄入情况（食物品种、数量、食物性状等）。

2.人体测量与体型判断
测量身高、体重、腰围；计算理想体重；计算体质指数（BMI）并判断体型。

3.查看化验单
血常规（RBC、PCV、HBG、EOS）；血生化（血浆总蛋白、白蛋白、前白蛋白、转铁蛋白、C反应蛋白、尿素氮、肌酐、血糖、维生素B_6、维生素B_{12}、叶酸、血清铁蛋白、电解质等）；脉搏氧饱和度（SpO_2）、动脉血气分析（ABG）；肝功能、肾功能、粪氮等。

4.判定营养状况
可使用NRS 2002进行营养风险筛查，具体方法见本书项目一任务一。

5.根据营养状况，制订营养治疗方案
根据以上病史、测算项目、化验检查、营养评定等，为其制订营养治疗方案。

（1）能量和营养素　根据公式计算出患者每日所需能量。COPD稳定期：蛋白质的供能比为15%~20%，脂肪的供能比为30%~35%，碳水化合物的供能比为50%~55%；COPD急性期：蛋白质的供能比为20%~30%，脂肪的供能比为40%~45%，碳水化合物的供能比约为40%；微量营养素：充足的维生素与矿物质，纠正电解质的紊乱；水：一般按照2500~3000ml/d；膳食纤维：25~30g/d；餐次安排：少量多餐，一般安排4~6餐；缺氧明显的患者，可在餐前或餐后作吸氧治疗；使用面罩或辅助机械通气的危重患者，可采用鼻饲或肠外营养支持。

（2）营养支持方式　营养不良的COPD患者，其营养支持路径一般可分为经口摄入、肠内营养支持、肠外营养支持；经口摄食不足的患者，可采用口服补充肠内

营养制剂；无法通过饮食满足营养需要的患者，可考虑管饲肠内营养制剂；无法进行肠内营养或肠内营养不足的患者，可选择肠外营养支持。

6.营养咨询与营养教育

戒烟戒酒；避免摄入辛辣刺激性食物；避免大量摄入碳水化合物（过多的碳水化合物会加重呼吸负荷，应减少米饭、馒头、面条等主食的摄入）；避免大量摄入蛋白质（过多的蛋白质会增加氧气的消耗量）；适当增加天然抗氧化成分（如：胡萝卜、番茄、菌类、菠菜等深色蔬菜和水果）；适当增加钙、磷、镁、钾等矿物质的摄入（如鱼、禽、瘦肉、蛋类、奶类、豆类等）；保证机体水分的补充；限制盐的摄入（过多摄入盐可导致水肿）；餐前可适当休息，进餐时要细嚼慢咽，如有呼吸困难，需等平顺后再吃，避免吃得太饱，餐后可适量运动，必要时按照医嘱使用氧气。

7.疗效评估

定期监测COPD患者的营养状况（如体重、白蛋白、前白蛋白、氮平衡、肌酐身高指数等），体重增加趋于正常，血常规中红细胞、血红蛋白正常或趋于正常；血生化中白蛋白、前白蛋白正常或趋于正常；负氮平衡、贫血、低氧血症、高碳酸血症等逐渐被纠正。

（二）注意事项

（1）根据营养监测指标，及时纠正COPD患者的代谢紊乱。

（2）根据COPD患者的低氧血症、高碳酸血症情况，及时调整三大产能营养素的供能比例。

（3）根据病情变化，及时调整营养支持路径。

//// 课后作业 ////

患者，男性，80岁，因"喘累50余年，加重半月余"入院。

体格检查：T 37.8 ℃，P 107次/分，R 21次/分，BP 125/78mmHg；神志清楚，查体合作；头颅五官无畸形，浅表淋巴结未扪及肿大，皮肤及巩膜未见黄染，唇色不发绀，气管居中，甲状腺未扪及肿大；胸廓无畸形，双肺呼吸低，可闻及明显哮鸣音和湿啰音；心音有力，律齐，未闻及病理性杂音；腹胀，有压痛、无反跳痛；肝脾肋下未扪及，移动性浊音阴性；四肢活动尚可，双下肢轻度水肿。

实验室检查与辅助检查：血常规：白细胞8.5×10^9/L，中性粒细胞比率80.2%，红细胞3.78×10^{12}/L，血红蛋白85g/L，血小板228×10^9/L，红细胞沉降率63mm/h，总蛋白48.8g/L，白蛋白27.3g/L，超敏C反应蛋白171.9mg/L。CT显示：双肺气肿，双肺间质性改变，双肺散在纤维增殖硬结病灶，双侧胸腔少量积液。

拟诊断：慢性阻塞性肺疾病。

请根据以上病例，制订出营养治疗方案。

目标检测

1.患者，男性，30岁，患慢性阻塞性肺病，缓解后饮食医嘱改为普食，配餐时糖类应占总能量的（　　）。

　　A. 70%　　　　B. 10%　　　　　C. 55%　　　　　D. 30%　　　　　E. 20%

2.慢性阻塞性肺病的患者在食物选择时应首先考虑（　　）。

　　A.优质蛋白质的含量　　　　B.维生素C的含量　　　　C.维生素B的含量

　　D.糖类的含量　　　　　　　E.食物的呼吸商

3.对于慢性阻塞性肺病患者应采用的饮食是（　　）。

　　A.高钙膳食　　　　　　　　B.高脂肪膳食　　　　　　C.高碳水化合物膳食

　　D.高蛋白膳食　　　　　　　E.高维生素膳食

4.慢性阻塞性肺病的危险因素有（　　）。

　　A.高糖食品　　　　　　　　B.高脂肪食物　　　　　　C.高能量

　　D.高纤维素食品　　　　　　E.蛋白质供给不足

5.慢性阻塞性肺病合并营养不良的患者，营养支持中供能营养素的比例是（　　）。

　　A.糖类30%，脂肪30%，蛋白质40%

　　B.糖类60%，脂肪25%，蛋白质15%

　　C.糖类70%，脂肪20%，蛋白质10%

　　D.糖类45%，脂肪35%，蛋白质20%

　　E.糖类25%，脂肪45%，蛋白质30%

6.呼吸衰竭患者的膳食中若糖类过多，会引起（　　）。

　　A.低氧血症　　　　　　　　B.高碳酸血症　　　　　　C.代谢性酸中毒

　　D.肺小动脉栓塞　　　　　　E.慢性呼吸道感染

7.患者，男性，69岁，慢性阻塞性肺病患者，近期出现肺部感染伴呛咳，消瘦和轻度昏迷，该患者营养支持的方式应首选（　　）。

　　A.静脉营养　　　　　　　　B.鼻饲肠内营养制剂　　　C.高蛋白流食

　　D.清流食　　　　　　　　　E.半流少渣饮食

8.慢性呼吸衰竭患者发生胃肠道功能受损的原因是（　　）。

　　A.缺氧　　　　　　　　　　B.缺氧和二氧化碳潴留

　　C.抗生素　　　　　　　　　D.吸氮

　　E.营养不良

9.慢性阻塞性肺疾病患者合并贫血，膳食中应注意补充（　　）。

　　A.钾　　　　B.钠　　　　　C.镁　　　　　D.钙　　　　　E.铁

10.关于慢性阻塞性肺疾病患者发生营养不良的机制，错误的解释是（　　　）。

　　A.能量消耗增加　　　　　B.消化吸收功能障碍　　　C.摄食量减少

　　D.分解代谢增加　　　　　E.肝衰竭

11.慢性支气管炎患者可选用（　　　）。

　　A.花椒、桂皮　　　　　　B.辣椒　　　　　　　　　C.新鲜蔬菜、豆制品

　　D.姜、葱　　　　　　　　E.适量饮酒

12.慢性阻塞性肺疾病营养治疗原则是（　　　）。

　　A.适量能量、高碳水化合物、高蛋白、低脂肪

　　B.高能量、低碳水化合物、高蛋白、高脂肪

　　C.高能量、高碳水化合物、高蛋白、低脂肪

　　D.低能量、低碳水化合物、高蛋白、低脂肪

　　E.低能量、低碳水化合物、高蛋白、高脂肪

13.慢性阻塞性肺疾病的营养治疗为（　　　）。

　　A.适当能量，满足机体正常代谢

　　B.适量能量，满足患者生理需要

　　C.增加能量，应增加5%的基础能量消耗

　　D.增加能量，应增加10%的基础能量消耗

　　E.低能量，减少胃肠道负担

14.患者，男性，70岁，慢性阻塞性肺气肿急性发作，经鼻胃管给予匀浆膳。若患者出现呼吸急促，需呼吸机治疗，建议（　　　）。

　　A.短期使用静脉营养支持治疗　　　B.管饲匀浆膳

　　C.管饲要素膳　　　　　　　　　　D.管饲流质

　　E.口服匀浆膳

15.患者，女性，65岁。从10年前开始每年冬季都有咳嗽、咳痰、呼吸困难、气喘等症状。近2年加重，稍微活动就会出现气短症状，体重减轻，并有轻度贫血，吃海鲜会出现呼吸急促的症状。该患者现在每天服用茶碱药物，病情有所缓解。比较合理的食物选择是（　　　）。

　　A.猪肉、豆制品、萝卜、水果　　　B.鸡肉、牛奶、姜、苹果

　　C.猪肉、豆腐、辣椒、冬瓜　　　　D.鱼、虾、牛肉、蘑菇

　　E.猪肉、牛肉、萝卜、梨、咖啡

任务九　开展胰腺炎患者的营养治疗

//// 学习目标 ////

1.能准确描述医学营养治疗（MNT）、中链甘油三酯（MCT）、短肽、优质蛋白、肠外营养支持（PN）、脂肪乳、谷氨酰胺（Gln）等关键概念。

2.能熟悉开展胰腺炎患者营养治疗的工作程序。

3.能初步开展胰腺炎患者的营养治疗。

一、关键概念

1.医学营养治疗（MNT）

医学营养治疗指临床条件下对特定疾病采取的营养治疗措施。包括对患者进行个体化营养评估、诊断以及营养治疗方案的制订、实施及监测。

2.中链甘油三酯（MCT）

中链甘油三酯也称为中链脂肪酸甘油三酯，是由1分子甘油和3分子中链脂肪酸构成。

3.短肽

短肽即短链肽，由2~9个的氨基酸残基组成，也称低聚肽、寡肽。

4.优质蛋白

优质蛋白是指所含必需氨基酸种类齐全、数量充足、比例恰当，氨基酸模式与人类接近，且易于被人体消化、吸收的蛋白质。如鱼、肉、蛋、奶、大豆中的蛋白等。

5.肠外营养支持（PN）

肠外营养支持指从静脉内供给营养作为手术前后及危重患者的营养支持，全部营养从肠外供给称为全胃肠外营养（TPN）。

6.脂肪乳

脂肪乳一般指中长链脂肪酸。

7.谷氨酰胺（Gln）

2-氨基-5-羧基戊酰胺，为谷氨酸的酰胺，属于人体的条件必需氨基酸和生糖氨基酸。

二、基本知识

1.急性胰腺炎

（1）定义　急性胰腺炎是胰腺的急性炎症过程，是胰酶被激活引起胰腺组织自身消化所致。

（2）临床表现　主要是持续性刀割样腹痛（上腹、左上腹、右上腹），常伴有恶心、呕吐、发热、黄疸，50%患者左背部放射痛（蜷曲体位、前倾体位）；胰腺水肿；胰腺出血坏死，腹膜炎、休克，甚至死亡。

（3）病因　病因未完全明确；可能与酗酒（酒精中毒）、胆道疾病、胆结石、某些药物、外伤、高甘油三酯血症、病毒感染、暴饮暴食等有关。

（4）发病机制　可能的主要发病机制：胆道疾病或胰管梗阻（胆汁或十二指肠液反流入胰管）；酒精中毒（长期饮酒使富含酶的胰液分泌增加、胰腺溶酶体的脆性增加）；暴饮暴食（短时内大量食糜入十二指肠刺激乳头水肿，Oddi括约肌痉挛，胰液大量分泌）；其他（病毒感染、高脂蛋白血症、糖皮质激素、口服避孕药、胰腺癌、炎症介质学说等）。

（5）对营养代谢的影响　由于胰腺与周围组织水肿、细胞渗出、脂肪坏死，胰腺分泌减少致代谢紊乱，故应避免过多的脂肪和刺激性食物。

（6）营养治疗原则　减轻胰腺负担，修复组织，恢复功能，防治营养不良是急性胰腺炎的营养治疗目的；严格限制刺激胰腺分泌的食物，给予易消化的碳水化合物是急性胰腺炎的营养治疗基本原则。

1）急性发作期初期：严格禁食一般不少于3天，必要时胃肠减压、肠外营养，禁食后注意补充钾、钠、镁、钙，然后逐渐恢复进食（腹痛消失、发热消退、白细胞及血淀粉酶基本正常，拔去胃管观察1~2天后）。

2）缓解期：病情缓解、症状基本消失后采用纯糖清流质，每天6餐，每次30~100ml；（适应1~2天后）逐渐增加食物量或浓度、纯糖流质饮食（一般持续5~7天）；忌刺激胃液、胰液分泌、胀气的食物。

3）恢复期：逐渐过渡到低脂纯素半流质；暂禁用豆制品及动物性食物，忌油腻；视患者耐受情况逐步改为低脂半流质、低脂软饭（脂肪量逐渐增加）；急性胰腺炎患者全天能量1200~1500kcal/d，蛋白质0.8~1.0g/（kg·d），优质蛋白（鸡蛋清、少量鱼肉、瘦肉等），碳水化合物应充足（供能比>70%），脂肪30g/d（禁坚果、肥肉），维生素丰富（鲜水果、胡萝卜等），忌辛辣调味品及某些饮料，烹调方法（蒸、煮、烩、炖、卤、汆）忌油炸、煎、炒，少量多餐（每天5~6餐）。

2.慢性胰腺炎

（1）定义　慢性胰腺炎是胰腺实质内腺泡、小管的反复或持续性损害，胰腺广泛纤维化、局灶性坏死、胰腺导管内结石形成或弥漫性钙化、胰泡和胰岛细胞萎缩或消失。

（2）临床表现　轻重不一；可有食欲减退、腹痛、腹胀、恶心、呕吐、黄疸；饮酒、高脂饮食可诱发和加重。

（3）病因　常见病因为胆管疾病（我国）、慢性酒精中毒（西方国家）。

（4）发病机制　可能的主要发病机制：炎症（局部胰腺小叶、整个胰腺）、胰腺腺泡萎缩、弥漫性纤维化或钙化、腺管狭窄和囊状扩张、管内结石、钙化和蛋白栓、胰管阻塞区局灶性水肿、炎症和坏死并可合并为假性囊肿、胰腺萎缩等。

（5）对营养代谢的影响　进食后疼痛加重（体重丧失、脂肪和蛋白质大量丢失），糖耐量异常，消化不良（胃张力低下、胆囊张力低下、药物对胃刺激）。

（6）饮食治疗　限制强烈刺激胰液、胆汁分泌的食物，供给含碳水化合物和维生素丰富的食物，以保护胰腺功能是慢性胰腺炎的营养治疗目的；急性发作期禁食，病情缓解后采用高碳水化合物、低脂少渣半流膳食是慢性胰腺炎的营养治疗基本原则。

慢性胰腺炎患者能量要充足，主要由碳水化合物提供，限制脂肪摄入（从30~40g/d过渡到40~50g/d、选用中链脂肪多的油类（奶油、椰子油），必要时可用中链甘油三酯（MCT）替代，蛋白质适量（50~70g/d），选用含脂肪少、高生物价蛋白食品（鸡蛋清、鸡肉、虾、鱼、脱脂奶、豆腐、瘦牛肉等），碳水化合物（藕粉、米面、燕麦、蔗糖、蜂蜜等）300g/d以上（供能比>70%），胆固醇不超过300mg（患者多伴有胆道疾病或胰腺动脉硬化），维生素充足（B族维生素、维生素A、维生素C在300mg/d以上），忌化学性和机械性刺激的食物，限制味精用量，限制酒、含脂肪多的食物，油炸、油腻的、易胀气并增加胰腺负担的食物，少量多餐（4~5餐）、避免过饱与暴饮暴食。

三、技能训练

（一）操作过程

1.询问病史

询问症状，包括腹痛的部位、程度和持续时间，是否存在恶心、呕吐、腹泻、发热；饮食情况，包括食物品种、数量、食物性状及软硬度。

2.人体测量与体型判断

测量身高、体重；计算体质指数（BMI）并判断体型；测量肱三头肌皮褶厚度；计算上臂肌围；测量血压。

3.查看化验单

血常规（WBC、NE%、LY%、RBC、HBG、MCV）；血生化（血淀粉酶、C反应蛋白、血浆甘油三酯、血浆总蛋白、白蛋白、前白蛋白、转铁蛋白、尿素氮、肌酐、血糖、血电介质）；CT或动态增强CT检查：根据炎症的严重程度分级为A~E级（A级：正常胰腺；B级：胰腺实质改变，包括局部或弥漫的腺体增大；C级：胰腺实质及周围炎症改变，胰周轻度渗出；D级：除C级外，胰周渗出显著，胰腺实质内或胰周单个液体积聚；E级：广泛的胰腺内、外积液，包括胰腺和脂肪坏死、胰腺脓肿；A~C级：临床上为轻型；D~E级：临床上为重型）。根据以上检查结果，判断疾病的严重程度。

4.评定营养状况

可使用NRS 2002进行营养风险筛查，具体方法见项目一任务一。

5.根据营养状况，制订营养方案

（1）计算能量及三大产能营养素的供给量　计算能量［25~30kcal/（kg·d）］、蛋白质（占总热能10%~15%）、脂肪（占总热能10%~27%）、碳水化合物（占总热能58%~80%）。

（2）营养支持方法

1）轻症：临床上表现为急性、持续性腹痛（偶无腹痛），血清淀粉酶活性增高≥正常值上限3倍，无器官功能障碍或局部并发症，CT分级为A、B、C。

发病最初2~5天，禁食；发病3~5天后，患者腹痛缓解，无恶心、呕吐、肠鸣音恢复，可选用纯碳水化合物流质，2~3天后，患者腹痛减轻或无加重，CRP降低或无变化，可选用无脂低蛋白半流，再逐渐过渡到低脂低蛋白半流及低脂低蛋白软食。

2）重症：临床上表现为急性、持续性腹痛（偶无腹痛），血清淀粉酶活性增高≥正常值上限3倍，且具有下列之一者：局部并发症（胰腺坏死、假性囊肿、胰腺脓肿），器官衰竭，CT分级为D、E者。

待血流动力学稳定（血压、脉搏稳定，尿量正常）后，肠道功能未恢复或出现慢性腹膜炎、急性胰腺炎并发胰瘘、胃肠道瘘早期及胃肠道梗阻和严重消化道出血者，选用肠外营养液（如葡萄糖、脂肪乳剂、氨基酸等）。

待肠蠕动恢复，肠道排气后，腹胀明显减轻，可在内窥镜引导下将鼻空肠营养管放置于Treitz韧带远端，鼻肠管中滴注短肽型肠内营养液及谷氨酰胺制剂，一周内达到每日供热能50%~65%以上，若无腹胀、腹痛，逐渐加大剂量，8~10天达到100%摄入目标总量；若一周内达不到每日供热能50%~65%以上，则需加用肠外营养制剂，以达到机体能量及营养素需要。

6.营养监测

肠内营养监测主要包括能量摄入量［kcal/（kg·d）］、蛋白质（g/kg）、喂养管（喂养管位置）、临床症状/体征、大便次数/性质、消化道症状、体液平衡、体检、实验室检查（血淀粉酶、CRP、肾功能、血糖、电解质、粪常规、隐血试验等）。

7.疗效评估

血淀粉酶降低趋于正常；CRP降低趋于正常；血常规中血色素及血红蛋白正常或趋于正常，淋巴细胞计数正常或趋于正常；血浆前蛋白、转铁蛋白正常或趋于正常；体重增加趋于正常。

（二）注意事项

（1）理解胰腺炎患者的营养代谢变化。

（2）遵循个体化原则，根据病情的变化，适时调整营养治疗方案。

//// **课后作业** ////

患者，男性，60岁，主因"上腹痛2天"就诊。

病史：患者于2天前进食后1小时出现上腹正中部位的隐痛，后逐渐加重，呈持续性，向腰背部放射。仰卧、咳嗽或活动时症状有所加重，伴有低热、恶心、频繁呕吐，呕吐物为胃液和胆汁，吐后腹痛无减轻，多次使用止痛药无效。患者自发病以来无咳嗽、胸痛、腹泻及排尿异常。患者既往有高脂血症、高血压疾病多年，一直服用降压、降血脂药物，但无慢性上腹痛史，无反酸、黑便史，个人史、家族史无特殊记载。

体格检查：T 37.6℃，P 104次/分，R 19次/分，BP 185/98mmHg，身高170cm，体重86kg，肥胖，急性病容，侧卧卷曲位，皮肤干燥，无出血点，浅表淋巴结未触及，巩膜无黄染，心肺无异常，腹平坦，上腹部轻度肌紧张，压痛明显，无反跳痛，未触及肿块，Murphy征阴性，肝肾区无明显叩痛，移动性浊音可疑阳性，肠鸣音稍弱，四肢、关节正常。

实验室检查与辅助检查：血红蛋白120g/L，血细胞比容38.5%，血小板111×10⁹/L，白细胞22.2×10⁹/L，中性粒细胞0.86×10⁹/L，淋巴细胞0.14×10⁹/L，尿蛋白（±），白蛋白42g/L，前白蛋白0.26g/L，尿素7.0mmol/L，肌酐60μmol/L，葡萄糖7.8mmol/L，甘油三酯3.4mmol/L，总胆固醇8.6mmol/L，钠142mmol/L，钾3.9mmol/L，氯106mmol/L，血淀粉酶1320U/L。腹部X线检查：未见膈下游离气体和液平面，肠管稍扩张。B超检查：胰腺肿胀，形态模糊，周围渗液。腹部CT检查：胰腺肿胀明显，轮廓模糊、消失，膜周渗液，未见明显坏死灶。

入院诊断：急性胰腺炎。

请根据以上病例，制订出营养治疗方案。

//// **目标检测** ////

1.急性胰腺炎急性期营养支持的方法应选（　　）。
   A.禁食　　　　　　　　　B.鼻饲　　　　　　　　　C.清流
   D.中心静脉营养　　　　　E.肠外营养+禁食
2.急性胰腺炎急性期一般需要禁食（　　）。
   A.1日　　　B.2日　　　C.3日　　　D.4日　　　E.5日
3.急性胰腺炎发作期应采用的膳食类型是（　　）。
   A.低胆固醇膳食　　　　　B.低脂膳食　　　　　　　C.禁食
   D.流质膳食　　　　　　　E.低盐膳食

4.急性胰腺炎转缓解期应给予（　　　）。

  A.普食　　　　　　　　　　　B.软食　　　　　　　　　　C.匀浆膳

  D.要素膳　　　　　　　　　　E.高糖类清流

5.急性胰腺炎患者恢复期可以（　　　）。

  A.给予高蛋白质膳食

  B.经口给予不含脂肪、高碳水化合物的流质

  C.增加高脂肪膳食

  D.通过静脉补充营养素

  E.少量摄入有刺激性的食物

6.急性胰腺炎的恢复期病情稳定后，可经口进食，应选用（　　　）。

  A.高蛋白饮食　　　　　　　　　B.普食

  C.无脂高糖类流质　　　　　　　D.要素膳

  E.低糖类、高蛋白半流质饮食

7.患者，男性，46岁，因急性坏死出血性胰腺炎收治入院，行坏死组织清除，胃空肠造瘘及胰周置管术。该患者营养治疗的首要目的是（　　　）。

  A.补充充足的能量

  B.补充充足的蛋白质

  C.减轻胰腺负担，使胃肠道充分休息

  D.维持患者体重

  E.尽早过渡到自然饮食

8.患者，男性，46岁，因急性坏死出血性胰腺炎收治入院，行坏死组织清除，胃空肠造瘘及胰周置管术。该患者首选的营养治疗方式是（　　　）。

  A.完全肠外营养　　　　　　　　B.完全肠内营养

  C.肠外与肠内联合营养　　　　　D.口服少渣半流膳食

  E.口服流食

9.患者，男性，46岁，因急性坏死出血性胰腺炎收治入院，行坏死组织清除，胃空肠造瘘及胰周置管术。对该患者静脉输注的氨基酸应增加（　　　）。

  A.芳香族氨基酸　　　　　　　　B.支链氨基酸

  C.条件必需氨基酸　　　　　　　D.非必需氨基酸

  E.必需氨基酸

10.下列属于胰腺炎患者营养调控目的的是（　　　）。

  A.胰腺得到修复　　　　B.防止胆汁淤积　　　　　C.促进胰腺分泌

  D.减少胰腺分泌　　　　E.促进胰腺再生

11.下列属于慢性胰腺炎急性发作期营养治疗原则的是（　　　）。

  A.禁食，待病情缓解后，给予高碳水化合物、低脂半流质膳食

  B.禁食24小时

  C.禁食不少于3天

  D.禁食48小时

  E.少量多餐

12.慢性胰腺炎患者采用中链甘油三酯饮食的机制是（ ）。

  A.供给充足能量   B.预防糖尿病

  C.供给必需氨基酸   D.帮助胰腺组织修复

  E.不增加胰液分泌，预防急性发作

13.关于慢性胰腺炎患者的营养治疗，描述正确的是（ ）。

  A.急性发作期，给予低脂少渣半流膳食

  B.不同于急性胰腺炎治疗

  C.病情缓解后，可给予高蛋白饮食

  D.急性发作期，禁食

  E.病情缓解后，可给予高脂肪膳食

14.患者，男性，45岁，中度肥胖，自述既往有胃病史，因酗酒引起胃痛，难以忍受，呕吐、腹泻，急诊入院。经查，血淀粉酶升高，白细胞和中性粒细胞升高，上腹部肌紧张。该患者的营养治疗应选（ ）。

  A.完全胃肠外营养   B.厚流食   C.要素膳

  D.清流食   E.无油半流食

15.患者，男性，45岁，中度肥胖，自述既往有胃病史，因酗酒引起胃痛，难以忍受，呕吐、腹泻，急诊入院。经查，血淀粉酶升高，白细胞和中性粒细胞升高，上腹部肌紧张。该患者恢复期可选择的食物有（ ）。

  A.蒸蛋羹、葱烧豆腐   B.发糕、皮蛋拌南豆腐

  C.清汤龙须面、无油拌青菜泥 D.米粥、清炒虾仁

  E.馄饨汤、小笼包

任务十　开展手术患者的营养治疗

///// **学习目标** /////

1.能准确描述全肠外营养（TPN）/全静脉营养、胃潴留、胃肠减压等关键概念。
2.能熟悉开展手术患者（术前、术后）营养治疗的工作程序。
3.能初步开展手术患者（术前、术后）的营养治疗。

一、关键概念

1.全肠外营养（TPN）/全静脉营养

全肠外营养/全静脉营养是患者从静脉补充全部营养素和能量，以满足机体所需的营养治疗方法。

2.胃潴留

胃潴留也称胃排空延迟，一般呕吐出4~6小时以前的食物，或者空腹8小时之后胃内残留内容物>200ml可考虑胃潴留。

3.胃肠减压

胃肠减压是利用负压吸引原理，将胃肠道积聚的气体和液体吸出，以降低胃肠道内压力，改善胃肠壁血液循环，有利于炎症的局限，是引流胃内积液及胃肠道内积气的一种治疗方法。

二、基本知识

（一）术前营养治疗

1.术前营养不良的原因

摄入不足；需要量增加（过度疲劳、发热、感染，甲状腺功能亢进导致能量、蛋白质、维生素需要量增加）；消化吸收障碍；丢失过多等。

2.术前营养治疗的适应证

食管梗阻、幽门梗阻、炎性肠病（克罗恩病、溃疡性结肠炎）、器官移植、反复胆道感染性手术、反复发作性肠粘连与不完全性梗阻、肠道大肿瘤手术前肠道准备、术前营养不良等。

3.术前营养治疗的启动时间

根据疾病种类和手术的缓急而不同；一般在术前7~10天（待营养状况改善后再

进行手术）；术前应做好营养评价（营养筛查）。

4.术前营养治疗原则

首选经口、肠内营养支持；帮助患者维持良好营养状态（消瘦患者：高能量、蛋白质膳食；肥胖患者：低能量、低脂肪膳食）；结合病情给予合理膳食治疗（如糖尿病患者，血糖稳定后再进行手术）；消化吸收功能较差、严重营养不良、无法经口摄食者可考虑肠外营养。

5.术前营养治疗要求

充足的能量，一般25~30kcal/（kg·d）；充足蛋白质；三大产能营养素的供能比为蛋白质18%~20%、碳水化合物55%~60%、脂肪25%~30%；充足的维生素与矿物质；维持水、电解质平衡；一般手术前12小时应禁食，术前4小时开始禁水；急诊（腹部外科）手术（胃有食物）者，需将胃内食物清除（防胃潴留、胃扩张）；腹部或胃肠外科手术者，术前2~3天停用普食，换成少渣半流质、流质、无渣饮食（要素膳、组件膳）；根据患者情况，可选择经口、管饲、静脉营养等支持路径。

（二）术后营养治疗

1.术后营养治疗的适应证

术前存在营养不良，术后禁食（>1周者），术后出现并发症（感染、肠瘘、胰瘘、梗阻、胃潴留），短肠综合征，急性重度胰腺炎，器官移植，长期昏迷等。

2.术后营养治疗原则

充足能量、高蛋白质、充足维生素，通过各种途径供给营养物质；膳食多从流食换成半流质、软饭、普通膳食；采用少食多餐供给方式增加营养摄入；结合手术部位和病情合理选择膳食种类和营养支持途径。

3.术后营养治疗要求

能量按照公式计算（全天能量消耗=BEE×活动系数×应激系数×体温系数）；三大产能营养素供能比为碳水化合物占55%~60%、脂肪占20%~30%、蛋白质占18%~20%）；胃肠功能不好、肝胆胰疾病患者应减少脂肪，提供必需脂肪酸，长时间依靠肠外营养者以中长链甘油三酯为主；术后恢复期应保证充足的蛋白质，优质蛋白占1/2；重点补充水溶性维生素，包括维生素C、维生素B_1、维生素B_2、维生素B_6、维生素B_{12}；脂溶性维生素一般不需要额外补充，骨折患者需补充维生素D；肝胆外科患者需补充维生素K；矿物质适当补充；液体应足够（呕吐、出血渗出、利尿、发热、出汗、代谢亢进、引流等可能引起大量液体丢失）。

4.术后营养支持的途径

口服（只要消化功能正常或咀嚼吞咽正常，应鼓励患者早日进食）；管饲（存在营养缺乏、昏迷、严重食欲不振、不愿进食，但消化吸收功能尚好的患者）；口服+管饲（进食少，难以满足需要者）；肠外营养（不能经口、经造瘘口进行营养支持超过5~7天以上且营养需要无法满足者）。

三、技能训练

（一）操作过程

1.询问病史

询问是否存在恶心、呕吐；大便颜色、数量、形状、次数；近3个月饮食摄入情况（食物品种、数量、食物性状及软硬度）。

2.人体测量与体型判断

测量身高、体重；计算体质指数（BMI）并判断体型；测量肱三头肌皮褶厚度；计算上臂肌围；测量血压。

3.查看化验单

血常规（WBC、NE%、LY%、RBC、HBG、MCV）；血生化（血浆总蛋白、白蛋白、前白蛋白、转铁蛋白、尿素氮、肌酐、血糖、尿酸、维生素B_6、维生素B_{12}、叶酸等）；粪便隐血试验（粪OB）等。

4.判定营养状况

可使用NRS 2002进行营养风险筛查，具体方法见项目一任务一。

5.根据营养状况，制订营养治疗方案

能量［25kcal/（kg·d）］；蛋白质（占总能量15%）；脂肪（占总能量30%）；碳水化合物（占总能量55%）。

6.营养支持方法

（1）术前 能口服患者采用经口营养（流质、半流或口服营养制剂液），不足部分由静脉营养补充（如葡萄糖、脂肪乳剂、氨基酸等）。

（2）术后 营养风险筛查结果NRS评分<3分的患者，术后36~48小时后，肠蠕动恢复，肠道排气后，可进食；进食顺序：试餐（淡盐水或米汤等清流质），如无明显腹胀、腹痛等胃肠道耐受性问题，可调整为无糖、无产气流质，2~3天后逐渐过渡到半流饮食，4~5天后逐渐过渡到软食。

营养风险筛查结果NRS评分≥3分的患者，应进行更详细的营养评估，根据评估结果制定相应的营养支持方案，首先可考虑选用肠内营养制剂，通过鼻胃管或鼻肠管送入，具体实施顺序：术后36~48小时后，肠蠕动恢复，肠道排气后，给予肠内营养；试餐（淡盐水或米汤滴注或推注）2~3小时后，胃残余量<200ml，无明显腹胀、腹痛，可采用整蛋白肠内营养制剂液（滴注或推注），逐渐增加剂量；若一周内达到每日供热能50%~65%以上，胃肠道能接受，无腹胀、腹泻，则继续增加肠内营养液滴注量，8~10天达到100%摄入目标总量；若一周内达不到每日供热能50%~65%以上，则加用肠外营养制剂，以达到机体能量及营养素需要。

若营养风险筛查结果NRS评分≥3分的患者，经评估手术后7天不能进行肠内营养，则考虑给予肠外营养补充，具体实施方法：术后24小时后血流动力学稳定（血压、脉搏稳定，尿量正常）后，开始用肠外营养液（如葡萄糖、脂肪乳剂、氨基酸等）。

7.疗效评估

血常规中血红蛋白正常或趋于正常；淋巴细胞计数正常或趋于正常；血浆前蛋白、转铁蛋白正常或趋于正常；体重增加趋于正常。

（二）注意事项

（1）理解术前、术后患者的营养代谢变化。

（2）需要准确判断术前、术后营养支持的指征。

（3）遵循个体化原则，根据病情的变化，适时调整营养治疗方案。

//// 课后作业 ////

患者，男性，49岁，因"腹痛、腹胀10小时"入院。查体：身高168cm，体重76kg；生命体征平稳，全身皮肤及巩膜未见黄染；腹平坦，未见胃肠型及蠕动波，未见腹壁静脉曲张，腹软，中上腹压痛，无反跳痛及肌紧张，肝脾肋下未及，Murphy征阴性，肝肾区无叩痛，腹部叩鼓音，肠鸣音正常，双下肢无水肿。

腹部彩超：胰腺测值增大，胰周积液，胆囊窝积液；胆囊壁强回声。

腹部CT：胰腺增粗，密度稍减低，周围脂肪间隙模糊并见斑片状渗出、积液；胆囊增大，胆囊腔内斑点状稍高密度影。

实验室检查：白细胞13.3×10^9/L，中性粒细胞比率85.9%，血淀粉酶990U/L，血脂肪酶1600.9U/L，尿淀粉酶1238U/L，谷丙转氨酶222U/L，谷草转氨酶150U/L。

入院诊断：1.急性胰腺炎；2.胆囊结石。

患者症状体征缓解后于全麻下行腹腔镜下胆囊切除术。

请根据以上病例，制订出营养治疗方案。

//// 目标检测 ////

1.外科手术前的营养通常不包括（　　　）。

　A.纠正蛋白质营养不良　　　　B.术前8小时禁食

　C.留置鼻胃管　　　　　　　　D.纠正水、电解质紊乱

　E.清除胃内食物

2.手术前的膳食原则不包括（　　　）。

　A.对消化吸收功能较差、体质消瘦患者要通过各种途径改善一般状况，增加营养的摄入

B.对消瘦患者给予高能量、高蛋白质膳食，使其增加体重

C.对肝、胆、胰患者要控制脂肪摄入量

D.对肥胖患者给予低能量、低蛋白质膳食，控制其体重

E.糖尿病患者必须通过药物和膳食治疗控制病情，待病情稳定后再进行手术

3.术前禁食的最主要目的是（　　　）。

　　A.避免术后腹胀　　　　　　　　B.促进术后肛门排气

　　C.避免胃肠道膨胀而影响手术　　D.减少肠麻痹的发生

　　E.防止术中、术后误吸和呕吐

4.对于术前营养状况良好的患者，水溶性维生素的补充量应该是正常需要量的（　　　）。

　　A.5~6倍　　　　　　　B.2~3倍　　　　　　　C.4~5倍

　　D.3~4倍　　　　　　　E.6~7倍

5.关于术前营养支持，正确的观点有（　　　）。

　　A.糖尿病患者除给予胰岛素治疗以外，术前按糖尿病饮食要求供给，在血糖接近正常水平、尿糖定性转阴后手术

　　B.高血压患者在术前应给予低盐、低胆固醇饮食，待血压控制到正常水平后再进行手术

　　C.肝功能不全患者可通过一次性输入新鲜血液，同时在饮食上给予高能量、高蛋白质、高糖饮食，增加肝糖原的储备

　　D.贫血患者应该给予足够的蛋白质和能量，并积极补充血浆和血小板，防止术中出血过多

　　E.对于癌症的消瘦患者应该给予高能量、高蛋白、高脂肪、高维生素膳食，使其在短期内增加体重

6.患者在外科手术后，一般应该给予（　　　）。

　　A.高脂肪膳食　　　　　　B.高钠膳食　　　　　　C.高蛋白质膳食

　　D.低能量膳食　　　　　　E.低无机盐膳食

7.对于手术后恢复期患者，有胃肠道功能，营养治疗最好的方式是（　　　）。

　　A.肠外加肠内营养　　　　B.肠外营养　　　　　　C.中心静脉营养

　　D.周围静脉营养　　　　　E.肠内营养

8.关于术后能量需要，描述正确的是（　　　）。

　　A.明显消瘦的患者，应该按其理想体重的115%计算能量需要

　　B.术后有腹膜炎等并发症时，增加基础代谢率的20%~25%

　　C.若术后有腹膜炎等并发症时，则需增加15%~25%

　　D.术后无并发症的患者，能量需要应略高于术前，约增高20%

　　E.对于危重患者，应该大量补充能量

9.胃大部切除术如若幽门切除，患者进食应注意（　　）。

  A.半卧位进食　　　　　　B.坐位进食　　　　　　C.站立进食

  D.侧卧位进食　　　　　　E.不受体位限制

10.患者，男性，40岁，因急性小肠扭转入院治疗，并施以小肠切除术，术后患者接受一段时间肠外营养，现在患者伤口开始愈合，腹泻等其他症状有所好转，可以恢复经口进食，应选用（　　）。

  A.高纤维膳食　　　　　　B.半流饮食　　　　　　C.普食

  D.高蛋白、高能量膳食　　E.要素膳

11.下列属于急性阑尾炎术后恢复期营养支持方式的是（　　）。

  A.空肠造瘘　　　　　　　B.胃造瘘　　　　　　　C.经口饮食

  D.肠外营养治疗　　　　　E.管喂饮食

12.患者，男性，20岁，因腹痛1天急诊入院，临床考虑外科急腹症，经急诊手术，确诊为绞窄性肠梗阻。若患者小肠仅切除30%，在术后过渡到经口饮食时，营养制剂中的脂肪最好采用（　　）。

  A.饱和脂肪酸　　　　　　B.长链脂肪乳　　　　　C.中链甘油三酯

  D.多不饱和脂肪酸　　　　E.单不饱和脂肪酸

13.肛门会阴瘘术后1~2天患者可选用（　　）。

  A.多渣饮食　　　　　　　B.少渣饮食　　　　　　C.无渣饮食

  D.高蛋白饮食　　　　　　E.低蛋白饮食

14.患者，男性，30岁，欲行外痔切除术入院。术前4~5天可采用的膳食是（　　）。

  A.少渣或无渣膳食　　　　B.普食　　　　　　　　C.低脂膳食

  D.低盐膳食　　　　　　　E.高纤维膳食

15.直肠术后采用高纤维膳食的意义在于（　　）。

  A.促进胃肠蠕动

  B.使粪便成形，易于排出，防止便秘及粪便污染创伤面

  C.促进消化

  D.调节血糖

  E.无特殊意义

参考答案

项目一

任务一

1~5　DDBAE　6~10　BCDBD　11~15　CCCCE

任务二

1~5　BDDDC　6~10　CBEBA　11~15　CCBAC

任务三

1~5　ECCDD　6~10　ECEBB　11~15　ABDBD

任务四

1~5　ABAAC　6~10　BBBBB　11~15　ABBAE

任务五

1~5　CDBAC　6~10　BBACB　11~15　AADBA

项目二

任务一

1~5　AACAA　6~10　BBDCD　11~15　CBDAB

任务二

1~5　ABBCE　6~10　EDACE　11~15　CACBB

任务三

1~5　ACECC　6~10　AADCC　11~15　EAEDA

任务四

1~5　ACBEE　6~10　EBDCB　11~15　CADBD

任务五

1~5　BBDCD　6~10　DAEDE　11~15　CBBCC

任务六

1~5　AABCC　6~10　BCAAC　11~15　ACBEA

任务七

1~5　DCEAC　6~10　ACEED　11~15　BADCE

任务八

1~5　CEBED　6~10　BBBEE　11~15　CBDAA

任务九

1~5　ACCEB　6~10　CCABD　11~15　AEDAC

任务十

1~5　EDEBA　6~10　CEBAB　11~15　CCCAB

参考文献

［1］中国营养学会.中国居民膳食指南（2022）［M］.北京：人民卫生出版社，2022.

［2］中国营养学会.中国居民膳食指南（2022）（科普版）［M］.北京：人民卫生出版社，2022.

［3］中国营养学会.中国居民膳食营养素参考摄入量（2023版）［M］.北京：人民卫生出版社，2023.

［4］中国营养学会.食物与健康——科学证据共识［M］.北京：人民卫生出版社，2016.

［5］全国卫生专业技术资格考试专家委员会.全国卫生专业技术资格考试指导-营养学［M］.北京：人民卫生出版社，2023.

［6］孙长颢.营养与食品卫生学［M］.8版.北京：人民卫生出版社，2017.

［7］杨月欣.中国营养科学全书［M］.2版.北京：人民卫生出版社，2016.

［8］查锡良.生物化学与分子生物学［M］.8版.北京：人民卫生出版社，2013.

［9］L.凯萨琳·马汉（L.Kathleen Mahan）.杜寿玢，陈伟，译.营养诊疗学［M］.13版.北京：人民卫生出版社，2017.

［10］《中国成人血脂异常防治指南》修订联合委员会.中国成人血脂异常防治指南［M］.北京：人民卫生出版社，2017.

［11］李增宁.临床营养操作规程［M］.北京：人民卫生出版社，2016.

［12］周春燕.生物化学与分子生物学［M］.9版.北京：人民卫生出版社，2018.

［13］周芸.营养科管理规范与操作常规［M］.北京：中国协和医科大学出版社，2017.

［14］中国营养学会骨营养与健康分会.原发性骨质疏松症患者的营养和运动管理专家共识［J］.中华骨质疏松和骨矿盐疾病杂志，2020，13（5）：396-410.

［15］中华医学会肠外肠内营养学分会.成人围术期营养支持指南［J］.中华外科杂志，2016，54（9）：641-657.

［16］中华医学会肠外肠内营养学分会药学协作组.规范肠外营养液配制［J］.协和医学杂志，2018，9（4）：320-331.

［17］中国医疗保健国际交流促进会营养与代谢管理分会.中国超重/肥胖医学营养治疗指南（2021）［J］.中国医学前沿杂志（电子版），2021，13（11）：1-55.

［18］中华医学会呼吸病学分会慢性阻塞性肺疾病学组，中国医师协会呼吸医师分会慢性阻塞性肺疾病工作委员会.慢性阻塞性肺疾病诊治指南（2021年修订版）［J］.中华结核和呼吸杂志，2021，44（3）：170-205.

［19］糖化血红蛋白测定专家共识委员会.糖化血红蛋白测定专家共识［J］.中华糖尿病杂志，2014，6（12）：853-858.